WISSENSwert

ZUCKER FREI

Alles rund um ein fast
zuckerfreies Leben

INHALT

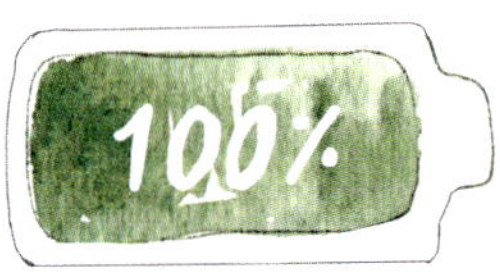

SCHRITT FÜR SCHRITT ZU EINEM ZUCKERARMEN LEBEN

REZEPTIDEEN FÜR EIN ZUCKERARMES LEBEN

ZUCKERFREI-CHALLENGES

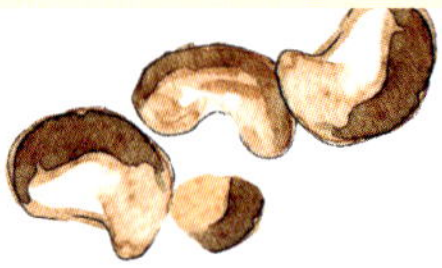
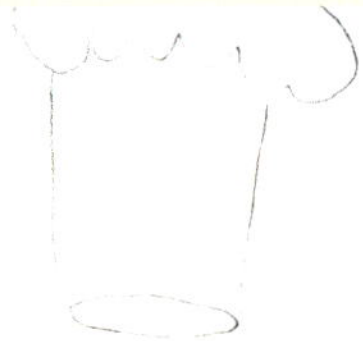
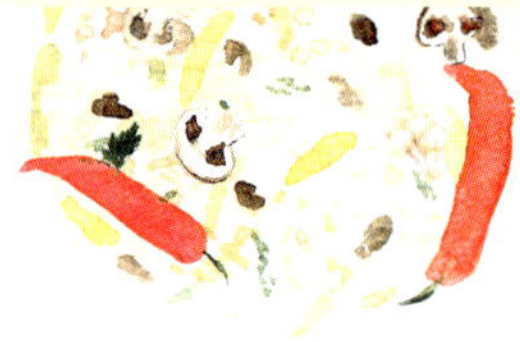

DAS NEUE ZUCKERBEWUSSTSEIN

Wir wissen es: Zu viel Zucker kann krank machen. Trotzdem essen wir immer noch mehr davon, denn wir sind verrückt nach dem süßen Geschmack. Der Grund dafür liegt weit in der Vergangenheit: In der Natur gibt es kaum etwas, das süß schmeckt und sehr giftig ist. Süß war seit jeher ein Zeichen dafür, dass man sich ohne Gefahr satt essen konnte. Doch warum ist Zucker heute ein Problem?

Zum einen kann der menschliche Körper den Zucker, mit dem wir beispielsweise unseren Morgenkaffee versüßen, nicht so gesund verarbeiten wie Zucker, der etwa mit dem Verzehr eines Apfels aufgenommen wird (s. S. 16). Zum anderen konsumieren wir heute, anders als noch im 19. Jahrhundert, außergewöhnlich viel Zucker.

Zucker hat einen festen Platz in unserer Gesellschaft, unser soziales Leben ist eng damit verbunden: Geburtstag ohne Kuchen? Ein gutes Essen ohne Nachtisch? Unmöglich!

Glücklicherweise gibt es neben einem kompletten Naschverbot aber noch eine andere Möglichkeit, den Zuckerkonsum deutlich zu reduzieren. Dafür ist es wichtig zu wissen, dass wir häufig unbewusst sehr viel Zucker zu uns nehmen, und zwar durch den sogenannten versteckten Zucker, der Lebensmitteln zugefügt ist. Indem dieser aussortiert wird, können schon bis zu zwei Drittel der täglichen Zuckermenge eingespart werden!

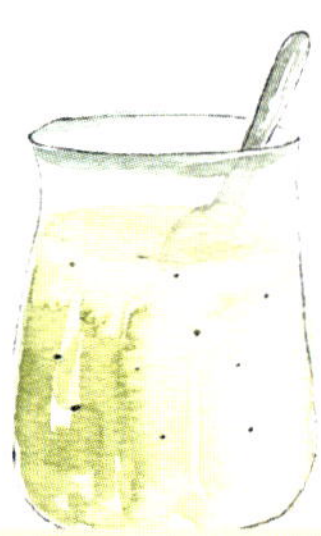
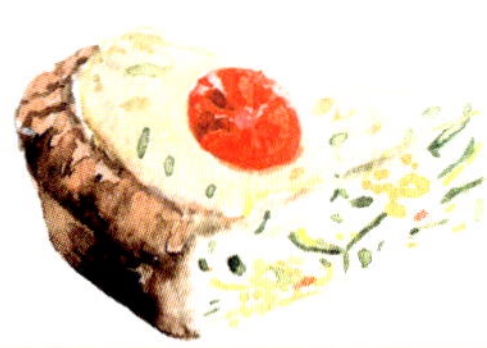
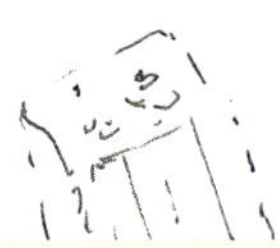

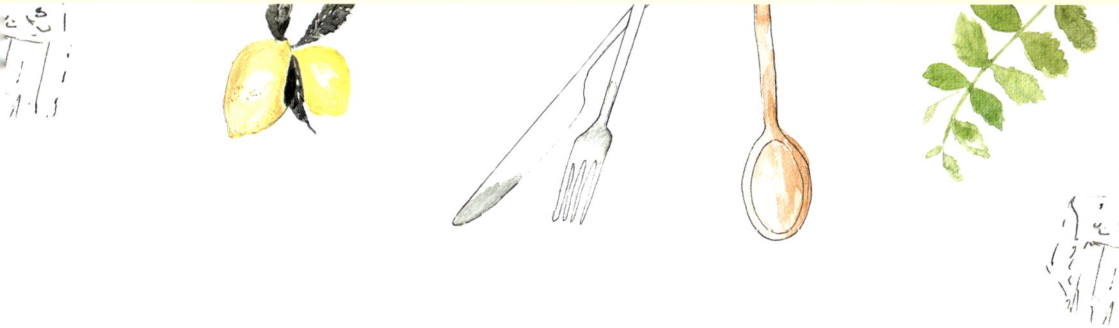

Es geht also nicht um einen Abschied vom Süßen, sondern um einen bewusst gelebten Alltag, in dem Genüsse weiterhin möglich sind – eben in Maßen, die keine gesundheitlichen Probleme verursachen. So kann man die süßen Leckereien erst richtig genießen!

Laut der Weltgesundheitsorganisation (WHO) sind maximal 25 Gramm Zucker pro Tag gesundheitlich unbedenklich. Wir nehmen durchschnittlich jedoch täglich mehr als 100 Gramm zu uns!

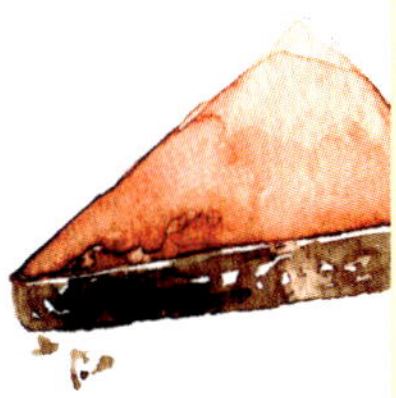

GESUNDES für alle!

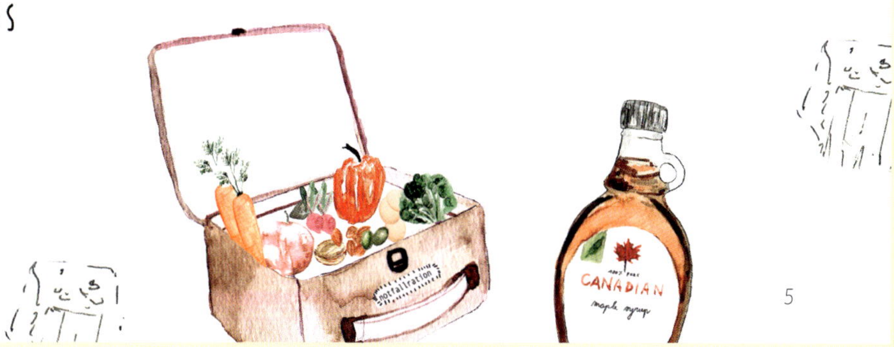

EINE KLEINE GESCHICHTE DES ZUCKERS

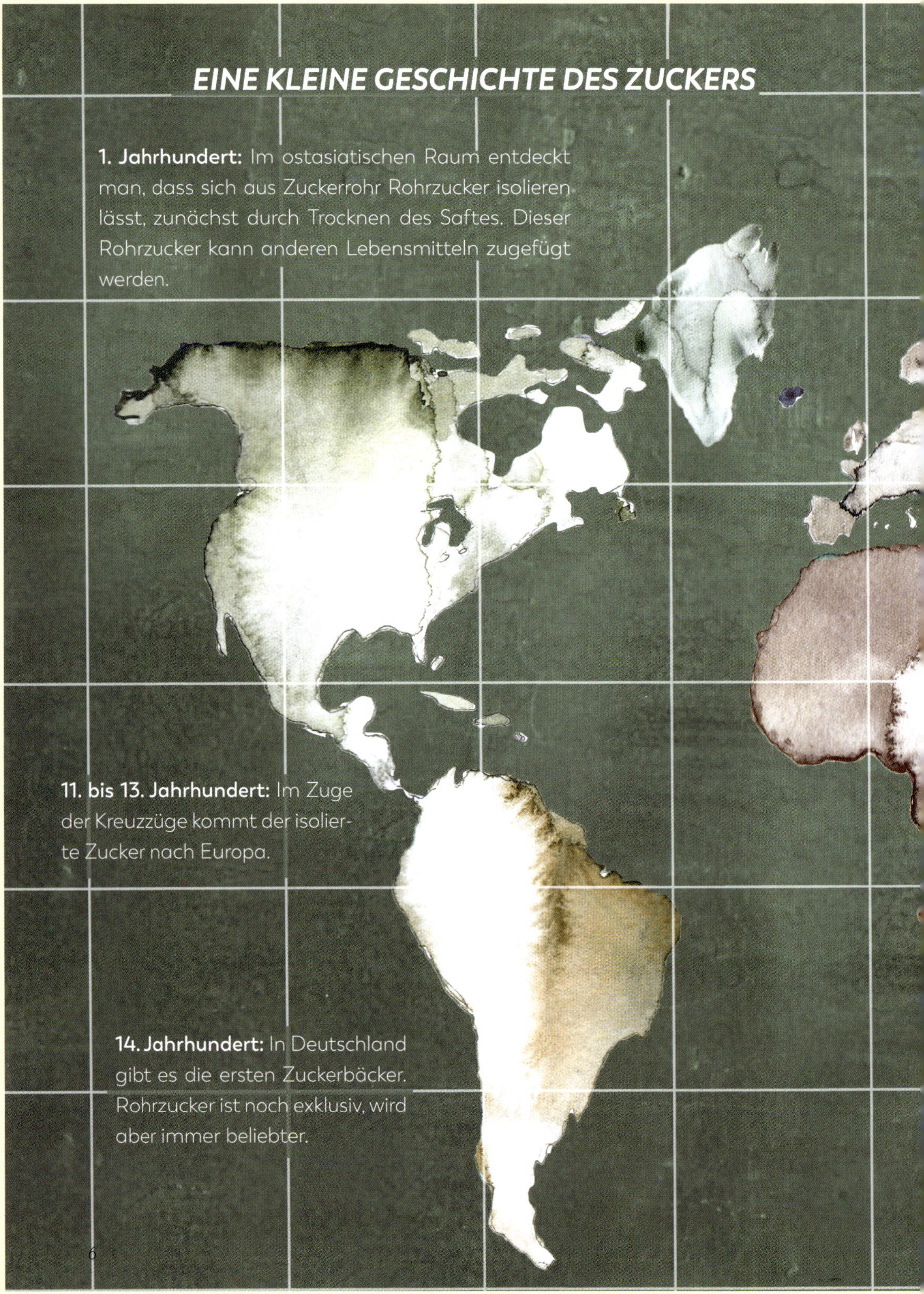

1. Jahrhundert: Im ostasiatischen Raum entdeckt man, dass sich aus Zuckerrohr Rohrzucker isolieren lässt, zunächst durch Trocknen des Saftes. Dieser Rohrzucker kann anderen Lebensmitteln zugefügt werden.

11. bis 13. Jahrhundert: Im Zuge der Kreuzzüge kommt der isolierte Zucker nach Europa.

14. Jahrhundert: In Deutschland gibt es die ersten Zuckerbäcker. Rohrzucker ist noch exklusiv, wird aber immer beliebter.

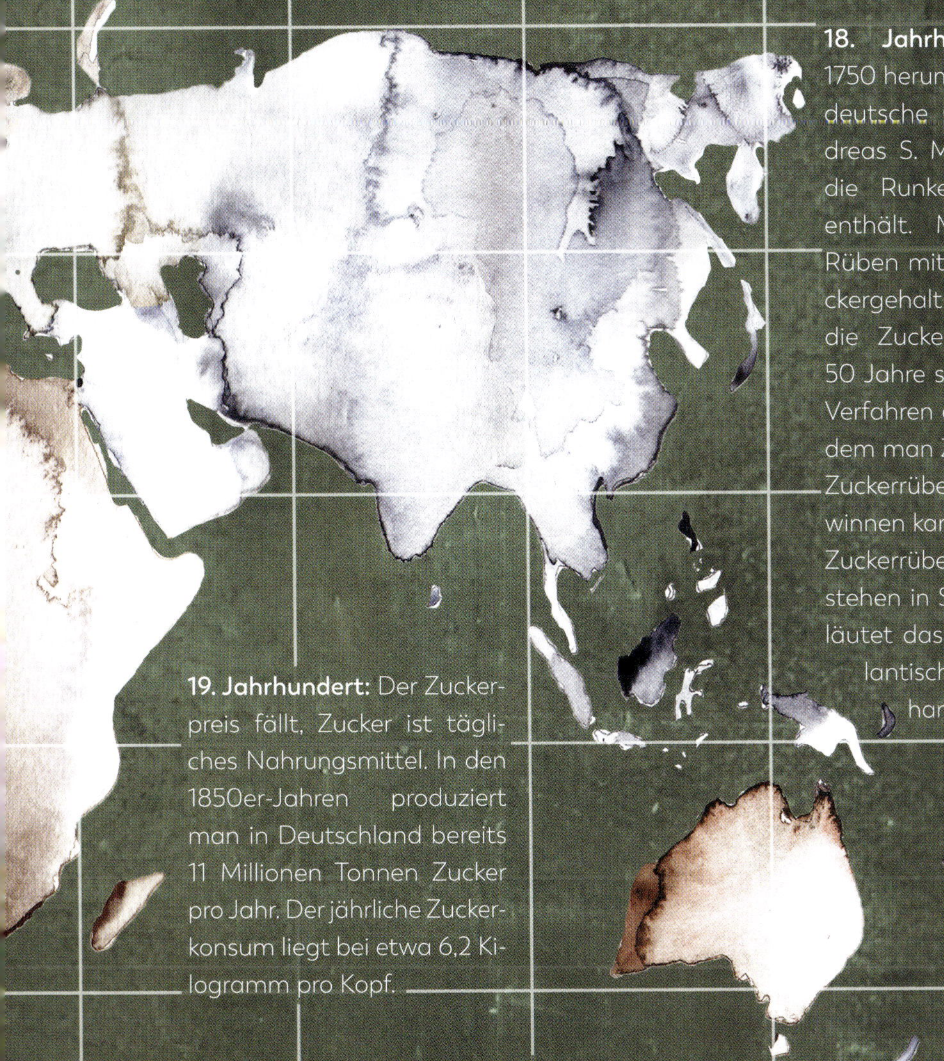

16. Jahrhundert: Es herrscht ein reger Zuckerhandel zwischen Europa und der Karibik. Europäer haben Zuckerrohrfelder angelegt und lassen die indianische Urbevölkerung für sich arbeiten. Die Arbeit ist hart und die Krankheiten, die die Europäer mitgebracht haben, töten die Ureinwohner. Mit dem Ziel, neue Arbeitskräfte zu bekommen, wird der atlantische Dreieckshandel etabliert – der Beginn von 400 Jahren Sklaverei: Die Schiffe bringen Zucker und andere Waren aus der Karibik nach Europa und fahren weiter nach Westafrika, um dort die restliche Ware gegen Menschen einzutauschen. Diese bringen sie zurück in die Karibik und tauschen sie gegen Zucker ein.

18. Jahrhundert: Um 1750 herum entdeckt der deutsche Chemiker Andreas S. Marggraf, dass die Runkelrübe Zucker enthält. Man beginnt, Rüben mit höherem Zuckergehalt zu züchten: die Zuckerrüben. Keine 50 Jahre später wird ein Verfahren entwickelt, mit dem man Zucker aus der Zuckerrübe industriell gewinnen kann – die ersten Zuckerrübenfabriken entstehen in Schlesien. Dies läutet das Ende des atlantischen Dreieckshandels ein.

19. Jahrhundert: Der Zuckerpreis fällt, Zucker ist tägliches Nahrungsmittel. In den 1850er-Jahren produziert man in Deutschland bereits 11 Millionen Tonnen Zucker pro Jahr. Der jährliche Zuckerkonsum liegt bei etwa 6,2 Kilogramm pro Kopf.

20. Jahrhundert: Der jährliche Zuckerkonsum liegt bei etwa 40 Kilogramm pro Kopf.

WAS IST ZUCKER?

ZUCKERARTEN, ZUCKERSORTEN, ZUCKERALTERNATIVEN

Zucker ist in seiner ursprünglichen Form natürlich. Pflanzen stellen ihn durch Photosynthese her:

Sonnenlicht + Wasser + CO_2 =
Sauerstoff + Zucker

Die Pflanze produziert weitaus mehr Sauerstoff, als sie braucht, und gibt den Rest an die Umwelt ab. Den Zucker speichert sie selbst, als Energielieferant.
Verzehrt der Mensch die Pflanze, nimmt er dabei den in ihr enthaltenen Zucker auf und verarbeitet ihn langsam, indem er ihn aus den anderen Bestandteilen löst und ebenfalls als Energielieferanten speichert. Diese Zuckerspeicher heißen **Kohlenhydrate.**

Um Zucker aber z. B. als Streuzucker zu nutzen, muss er aus der Pflanze herausgelöst werden. Man isoliert dabei aufwendig die Zuckermoleküle von den restlichen Bestandteilen der Pflanze. So wird die Süße auf ein Maximum konzentriert. Dieser **isolierte Zucker** wird vom Körper sehr viel schneller verwertet als die komplexe Form in der natürlichen Verpackung.

In Europa stellt man isolierten Zucker hauptsächlich aus der Zuckerrübe her, in südlichen Ländern aus Zuckerrohr oder Mais. Es ist also egal, aus welcher Pflanze der Zucker gewonnen wird, im Zuckertopf landen ausschließlich die Zuckermoleküle und keine weiteren Nährstoffe.
Die meisten isolierten Zucker sind chemisch gesehen sehr ähnlich und machen im Körper kaum einen Unterschied: Sie liefern schnelle und konzentrierte Energie – aber auch nicht mehr.

DIE ZUCKERGRUPPEN

Man kann zunächst zwei Gruppen von Zucker, also Kohlenhydraten, unterscheiden:

1. **Süß schmeckende Zucker**.
   Man findet sie zum Beispiel in Obst, Gemüse oder Milchprodukten, als Streuzucker, Sirup oder Pulver. Süße Zucker sind meistens Einfach- oder Zweifachzucker.

2. **Wenig oder gar nicht süß schmeckende Zucker.**
   Die „herzhafte Variante" des Zuckers sind Stärken, wie sie in Mehlprodukten und Kartoffeln vorkommen. Diese Zucker sind Mehrfachzucker.

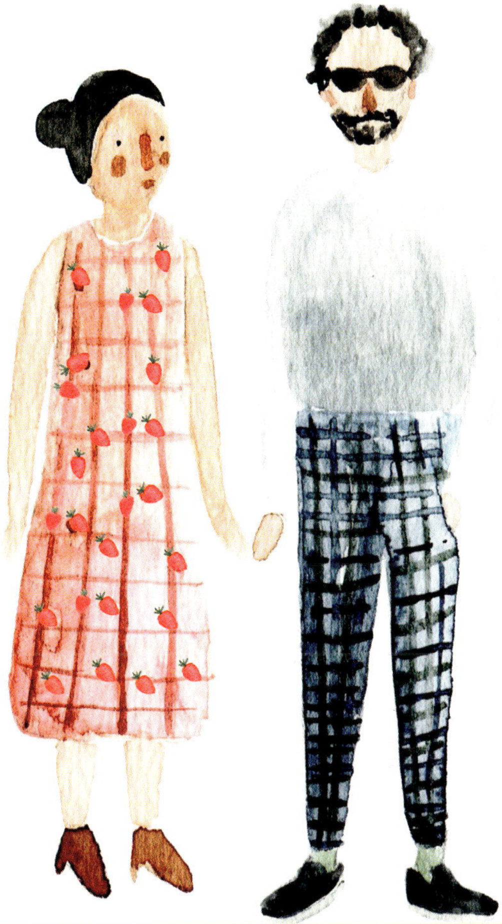

DIE ZUCKERARTEN

Die Zuckerarten werden nach ihrem chemischen Aufbau unterschieden.

Einfachzucker sind einzelne Zuckermoleküle.
Beispiele:

- Fruktose (Fruchtzucker)
- Glukose (Traubenzucker)
- Galaktose (Schleimzucker)

Die Glukose ist ein wichtiger Energielieferant. Im Notfall kann der Körper sie selbst produzieren, sie ist aber auch natürlicher Bestandteil von vielen Lebensmitteln.

Zweifachzucker bestehen aus zwei Molekülen.
Beispiele:

- Laktose (Milchzucker)
- Maltose (Malzzucker)
- Saccharose (Haushaltszucker)

Mehrfachzucker bestehen aus mehr als zwei Molekülen.
Beispiele:

- Glykogen
- Stärke
- Pektine
- Cellulose

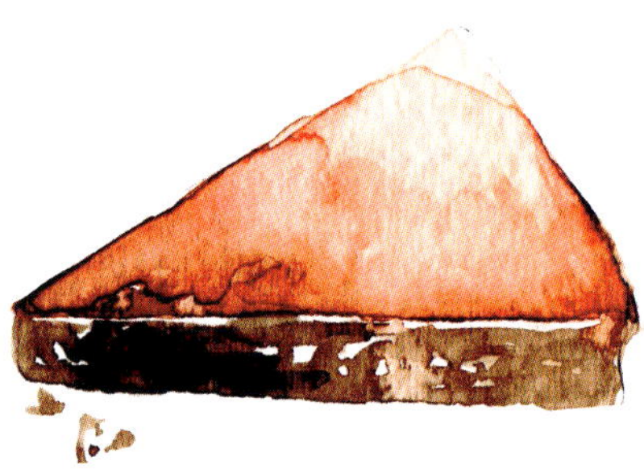

ZUCKERALTERNATIVEN

Eins vorweg: Einen Zucker, der in rauen Mengen nicht schadet, gibt es nicht. Die meisten verfügbaren Alternativen haben gesundheitliche Nachteile.

Ahornsirup: Wird aus dem eingedickten Saft der Baumstämme gewonnen, aber auch hier handelt es sich vor allem um fast reinen Zucker.

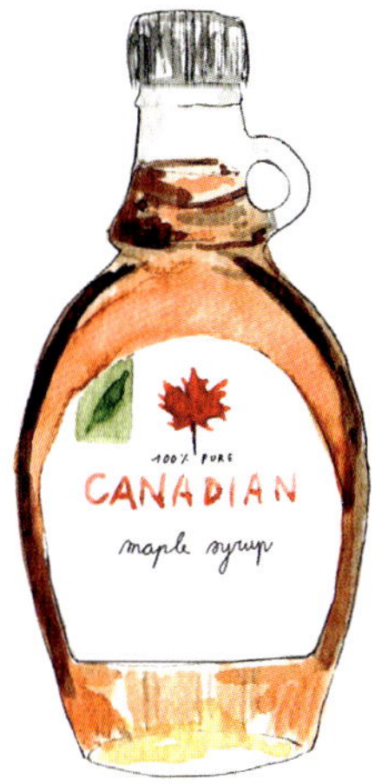

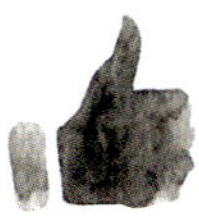

- Ahornsirup enthält nur ca. 70 % Saccharose und andere freie Zucker.
- Ahornsirup beeinflusst den Blutzuckerspiegel weniger stark (s. S. 21).
- Ahornsirup soll viele Mineralstoffe und Antioxidantien enthalten und entzündungshemmend wirken.

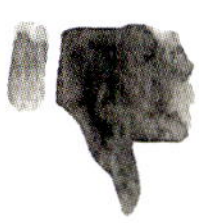

- Ahornsirup ist teuer.
- Ahornsirup enthält immer noch sehr viel isolierten Zucker.

Reissirup: Durch Fermentation gewonnen: Reismehl wird in Wasser erwärmt, Enzyme wandeln die Stärke in Zucker um.

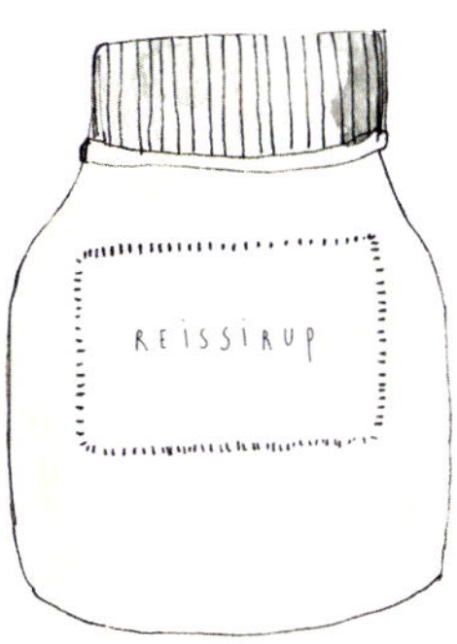

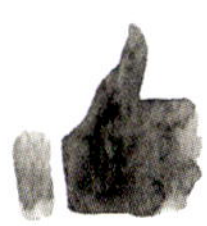

- Reissirup enthält keine Fruktose, sondern Glukose, Maltose und andere langkettige Zucker, die sehr langsam verstoffwechselt werden und so für einen stabileren Blutzuckerspiegel sorgen (s. S. 21).
- Reissirup enthält mehr Mineralstoffe als viele andere Zucker.

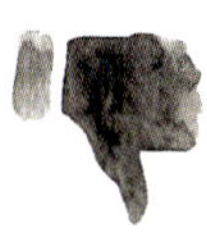

- Reissirup ist nur halb so süß wie Haushaltszucker, sodass man mehr davon benötigt.

Erythrit und Xylit: Diese Zuckeralkohole sehen zwar wie Haushaltszucker aus und schmecken so ähnlich, werden im Körper aber anders verarbeitet.

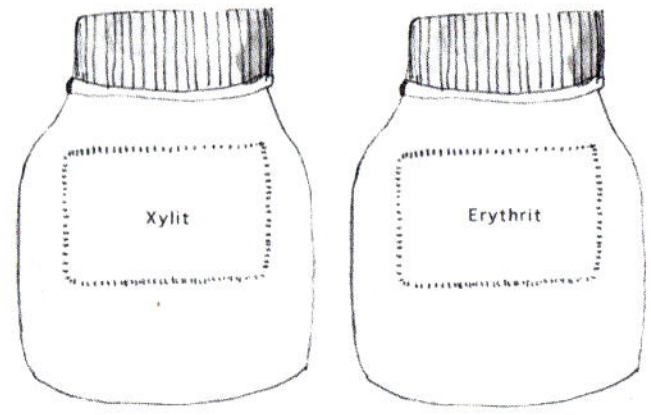

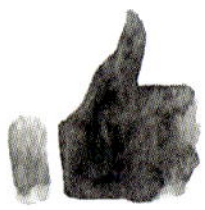

- Erythrit und Xylit beeinflussen den Blutzuckerspiegel in der Regel kaum.
- Erythrit und Xylit schonen die Leber: Erythrit verlässt den Körper über die Nieren, Xylit wird einfach über den Darm ausgeschieden.
- Xylit verhindert Karies.
- Erythrit ist kalorienfrei.

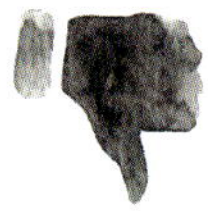

- Erythrit und Xylit sind noch relativ neu auf dem Markt, es gibt noch keine Langzeitstudien über ihre Wirkung im menschlichen Körper.
- Xylit wird erst im Dickdarm durch die Bakterien zerlegt und kann sich negativ auf die Darmflora auswirken.
- Xylit kann für Hunde tödlich sein.

Getrocknete Früchte: Besonders gerne werden Datteln verwendet.

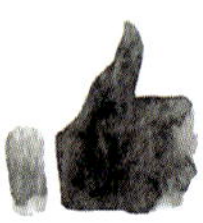

- Getrocknete Früchte liefern neben Zucker auch noch Ballaststoffe, Mineralien und Vitamine.

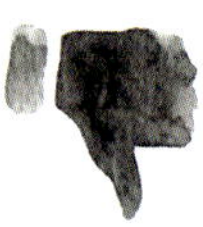

- Getrocknete Früchte haben einen hohen Zuckergehalt: Der Fruktose- und Glukose-Gehalt liegt jeweils bei ca. 30%.

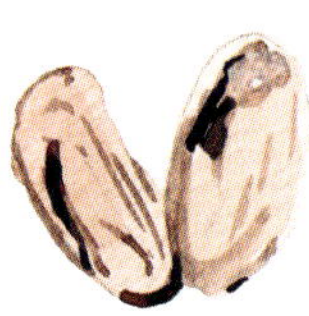

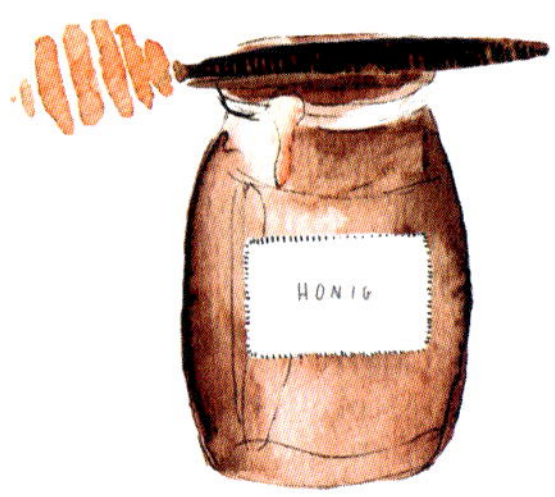

Honig: Wohl das älteste Süßungsmittel der Welt. Honig ist gesünder als Haushaltszucker, sollte aber auch nicht täglich verzehrt werden.

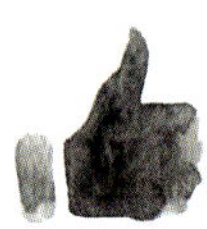

- Honig enthält zahlreiche Nährstoffe, wenn er nicht erhitzt wurde.
- Honig ist vollwertig und natürlich.

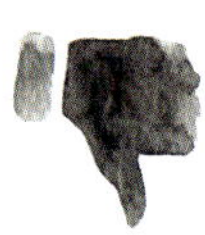

- Honig enthält eine große Menge an freier Fruktose, die vom Körper verstoffwechselt werden muss (s. S. 20).

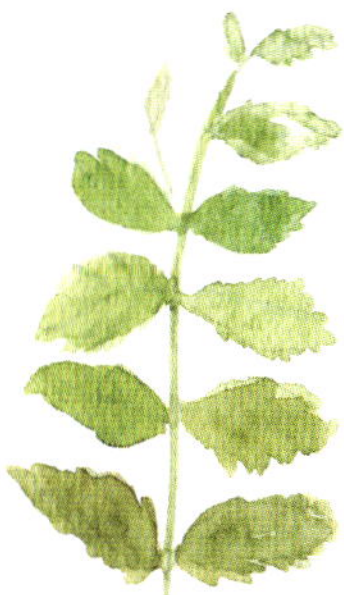

Stevia: Wird aus Blättern der Stevia-Pflanze gewonnen, die in Südamerika zu Hause ist. Dort wird Stevia schon lange als Süßungsmittel genutzt.

- Stevia hat keinen Einfluss auf den Blutzuckerspiegel.
- Stevia ist kalorienfrei.
- Stevia wird als gesundheitlich unbedenklich betrachtet.

- Stevia ist bis zu 450-mal süßer als Zucker und darum schwierig zu dosieren.
- Stevia hat oft einen bitteren Beigeschmack.
- Stevia hat weniger Volumen als Zucker, was sich auf das Gelingen von Rezepten auswirken kann. Viele Stevia-Produkte sind darum nicht rein, sondern werden mit Füllstoffen ergänzt, zum Beispiel mit Erythrit oder Maltodextrin (s. S. 15) – oft zu über 95 %!

VORSICHT, ZUCKERFALLE: OBSTDICKSÄFTE

Dicksäfte wie Agavendicksaft oder Birnendicksaft werden doch komplett aus Früchten hergestellt und klingen wirklich gesund? Ihnen wurden aber die Ballaststoffe genommen und der Zucker wurde isoliert, was die Verstoffwechselung beschleunigt und so belastet (s. S. 17). Der extrem hohe Fruktoseanteil dieser Säfte – bis zu 90% – ist zudem der Super-GAU für die Leber.

DAS KLEINE ZUCKERSORTEN-ABC

Die vielen verschiedenen Zuckersorten, die es gibt, haben meist kompliziert klingende Namen; manchmal meinen auch mehrere Begriffe dieselbe Sorte.

DEXTROSE = anderes Wort für Glukose

FARIN = Kristallzucker mit Invertzucker; schwach aromatisch

FRUKTOSE = Fruchtzucker, ein Bestandteil von Saccharose

GALAKTOSE = ein Baustein von Laktose

GLUKOSE, GLUKOSESIRUP = Traubenzucker; ein Bestandteil von Saccharose

Wussten Sie schon, dass Honig aus bis zu 80 % Fruktose und Glukose besteht? Ist der Honig unerhitzt, liefert dieses natürliche Produkt dem Körper Vitalstoffe.

INVERTZUCKER = Glukose-Fruktose-Gemisch mit mildem, leicht fruchtigem Geschmack

ISOGLUKOSE = Maissirup, auch High Fructose Corn Sirup (HFCS) genannt; Fruktose-Glukose-Sirup mit einem erhöhten Anteil an freier Fruktose; sehr preiswert

KARAMELL = eingekochte Glukose oder Saccharose

LAKTOSE – Milchzucker; ein Zweifachzucker aus Glukose und Galaktose

LÄVULOSE = anderes Wort für Fruktose

MALTODEXTRIN = Gemisch aus unterschiedlich langen Ketten von Glukose-Einheiten; kaum süß

MALTOSE = Malzzucker; Zweifachzucker aus zwei Glukose-Molekülen; süßlich schmeckend

MELASSE = Nebenprodukt bei der Saccharose-Herstellung; hauptsächlich Saccharose oder Raffinose; dunkelbrauner Sirup

RAFFINADE = die reinste Zuckersorte; fast ausschließlich aus Saccharose bestehend

RAFFINOSE = Dreifachzucker aus Galaktose, Glukose und Fruktose; kaum süß

SACCHAROSE = Haushaltszucker

SUKROSE = anderer Begriff für Saccharose

TROCKENGLUKOSE = getrockneter Sirup

ZUCKERCOULEUR (ODER -KULÖR) = Karamelllösung; zum Färben von Lebensmitteln (z. B. in Cola)

Hinter Sirup und Dicksaft verbergen sich ebenfalls immer Zucker. Es handelt sich um dickflüssige Lösungen, hergestellt durch das Auflösen von Zucker oder durch das Eindicken von Fruchtsäften oder Pflanzenextrakten.

WIE UNSER KÖRPER ZUCKER VERWERTET

GESUNDE VS. UNGESUNDE ZUCKERVERWERTUNG

Die Form, wie wir Zucker zu uns nehmen, hat entscheidende Auswirkungen auf die Folgen des Zuckerkonsums für unseren Körper. Wir nehmen Zucker in zwei Formen zu uns: als komplexe Kohlenhydrate oder als isolierte Zucker.

1. Komplexe Kohlenhydrate – im natürlichen Verbund.
Wenn der Zucker noch in der Pflanze enthalten ist und wir diese Pflanze, die z. B. ein Getreide oder Gemüse ist, vollständig essen, erreicht der Zucker das Verdauungssystem in der gewohnten Verpackung. Darauf ist unser Körper seit jeher spezialisiert: Er muss den Zucker mithilfe von Enzymen auspacken und gibt ihn so langsam ans Blut weiter. Dies ist die gesunde Form der Zuckerverwertung.

2. Isolierter Zucker – aus dem natürlichen Verbund gelöst.
Wenn der Zucker aus der Pflanze herausgelöst wurde und in dieser isolierten Form aufgenommen wird, spaltet der Körper ihn sehr schnell auf und gibt ihn direkt weiter ins Blut. Dabei entstehen die gesundheitlichen Probleme, denn in der Natur gibt es diese Form von freiem Zucker nicht. Zudem hat sich unser Organismus noch nicht an eine so schnelle Energieaufnahme gewöhnt.

WICHTIGE HELFERLEIN: BALLASTSTOFFE

Optimal ist es, wenn der Zucker möglichst langsam ins Blut übergeben wird und der Körper ausreichend Zeit für die Verarbeitung hat. Die Natur hat dafür ein gutes System eingerichtet: Sie kombiniert Zucker immer mit Ballaststoffen.
Diese liefern dem Körper wenig bis keine Energie, haben aber einen immens großen Einfluss auf die Nahrungsverwertung: Sie verlangsamen die Verdauung und sorgen so dafür, dass der Zucker und die anderen Nährstoffe im Essen ganz in Ruhe verstoffwechselt und ins Blut weitergegeben werden, sodass der Organismus davon nicht überflutet und der Blutzuckerspiegel stabilisiert wird.

Man unterscheidet zwischen wasserlöslichen und wasserunlöslichen Ballaststoffen; beide sind gleich wichtig für eine gute Verwertung von Nährstoffen und Zucker in der Nahrung.

Wasserlösliche Ballaststoffe

- quellen durch Wasser auf und verlangsamen so die Verdauung;
- sind z. B. Pektin, Flohsamenschalen, Inulin;
- werden von Bakterien im Dickdarm fermentiert, also verdaut;
- sind z. B. in Haferflocken, Linsen, Blaubeeren, Bohnen oder Leinsamen enthalten.

Wasserunlösliche Ballaststoffe

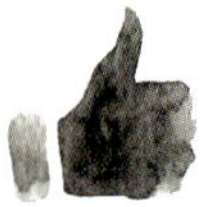

- werden nicht verdaut, sondern nach ihrer Wanderung durch Magen und Darm wieder ausgeschieden, wodurch sie eine abführende Wirkung haben;
- sind z. B. Cellulose, resistente Stärke;
- beschleunigen den Abtransport der Überreste im Darm;
- sind z. B. in Vollkorn, Nüssen, Brokkoli, grünen Bohnen oder Sellerie enthalten.

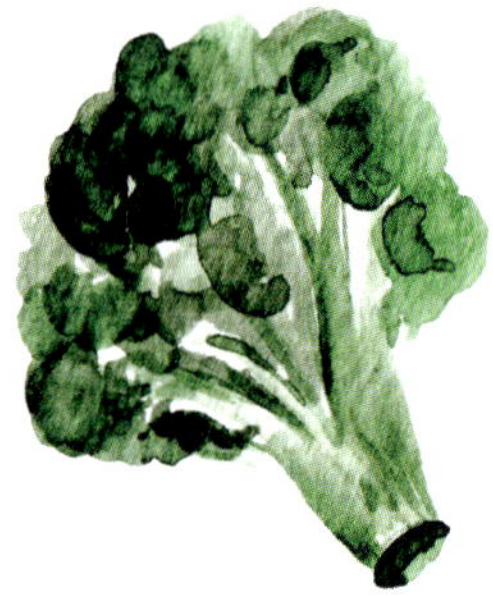

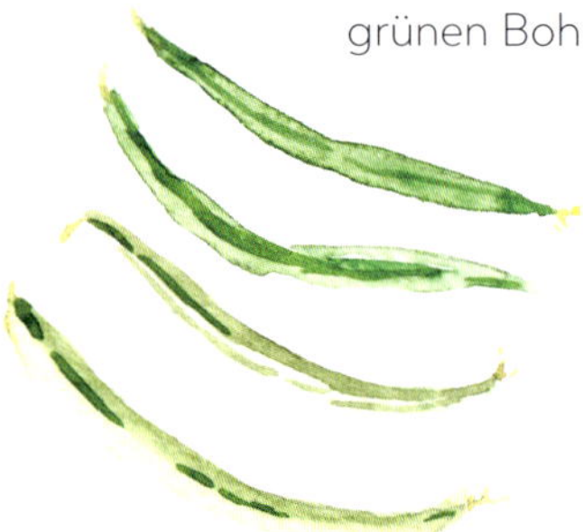

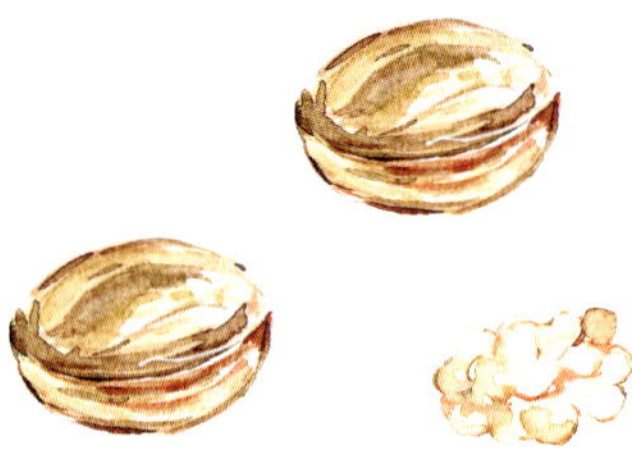

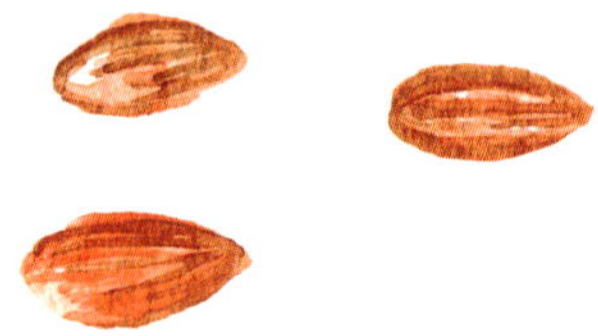

Die meisten unserer heutigen Lebensmittel enthalten keine ausreichenden Ballaststoffe mehr, sodass wir hauptsächlich Produkte konsumieren, aus denen diese entfernt wurden: weißes Mehl, Pasta, helles Brot, Kuchen. Um den darin enthaltenen Zucker gesund zu verwerten, hilft es leider auch nur wenig, nachträglich bzw. zusätzlich Ballaststoffe zu essen.

Die Menschen in der Steinzeit haben vermutlich ca. 100 Gramm Ballaststoffe pro Tag verzehrt. Heute sind es durchschnittlich nur noch 12 Gramm.

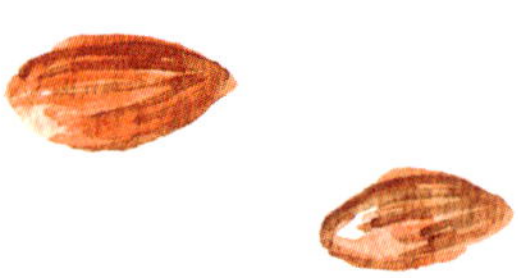

VORSICHT, ZUCKERFALLE: FRUCHTSÄFTE

Der Zucker in Obst (hauptsächlich Fruktose und Glukose) befindet sich in seiner natürlichen Verpackung. Hier ist das Verhältnis von Zucker zu Ballaststoffen meist noch sehr günstig. Essen wir einen Apfel, löst der Körper den Zucker langsam aus dem Apfelgewebe heraus. Die Ballaststoffe im Apfel schützen den Körper: Die Leber wird langsam mit der Fruktose konfrontiert und wir fühlen uns durch die Ballaststoffe relativ schnell satt, sodass wir Äpfel nicht in rauen Mengen essen können. Dadurch wird die aufgenommene Zuckermenge auf natürliche Weise limitiert.

Beim ballaststofffreien Apfelsaft hat die Fruktose im Körper freie Bahn und erreicht sofort das Blut. Wir können in kurzer Zeit den Zucker von sehr vielen Äpfeln trinken, ohne satt zu werden. So wird die Leber von der Fruktose überflutet und überfordert.

Auch wenn Apfelsaft Vitamine enthält: Hinsichtlich der Wirkung von Zucker macht es kaum einen Unterschied, ob Sie ein Glas Cola oder ein Glas Apfelsaft trinken. Immer ist es Zucker in flüssiger Form, und dieser bedeutet für den Körper eine Notfallsituation.

WIE ZUCKER IM KÖRPER WIRKT

NÄHRSTOFFZUFUHR:

Unser Körper benötigt Nährstoffe, auch Vitalstoffe genannt, die wir meist über die Nahrung zuführen. Diese Vitalstoffe werden direkt verwertet, aber auch „auf Vorrat“ im Körper gespeichert. Sind die Speicher gefüllt und kommen immer ausreichend Nährstoffe nach, kann der Körper gesund funktionieren.

Wird zu viel Zucker aufgenommen:

Zucker liefert keine Nährstoffe. Der Körper muss daher zu seiner Verarbeitung mehr Nährstoffe aus seinen Speichern aufwenden, als der Zucker dem Körper mitbringt. Das führt auf Dauer zu einem Nährstoffmangel. Daher wird Zucker auch als Vitalstoffräuber bezeichnet. Da sich Nährstoffmangel oft durch Zuckerhunger bemerkbar macht, wird so ein Teufelskreis in Gang gesetzt (s. S. 39).

BEEINFLUSSUNG DES SÄUREN-BASEN-HAUSHALTS:

Schon wenig Zucker beeinflusst den Säuren-Basen-Haushalt im Körper negativ. Dass dieser ausbalanciert ist, ist für unsere Gesundheit aber sehr wichtig.

Wird zu viel Zucker aufgenommen: Zu viel Zucker kann zu einer Übersäuerung führen, die unser Organismus dauerhaft nicht ausgleichen kann: Er kann krank werden.

WEITERVERARBEITUNG IN DER LEBER:

Die Leber, die Fruktose weiterverarbeitet, kann nur kleine Mengen verarbeiten, ohne Schaden zu nehmen.

Wird zu viel Zucker aufgenommen:

Die Leber wird so stark überlastet, dass sich auf Dauer eine Fettleber oder viszerales Fett ausbilden können oder die Blutfettwerte erhöht werden.

Die Fettleber ist die derzeit häufigste chronische Lebererkrankung und ein Vorbote des metabolischen Syndroms, das sich aus vier Symptomen zusammensetzt:

- Übergewicht
- Fettstoffwechselstörungen
- Bluthochdruck
- Insulinresistenz

Das »Tödliche Quartett« verursacht Zivilisationserkrankungen wie Herzinfarkt, Schlaganfall, Nierenprobleme oder Diabetes.

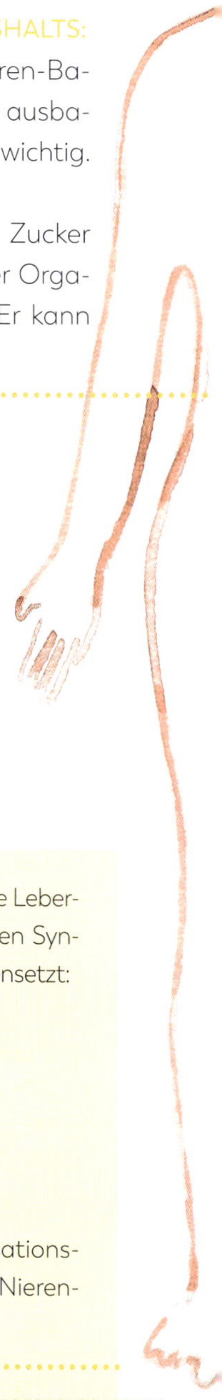

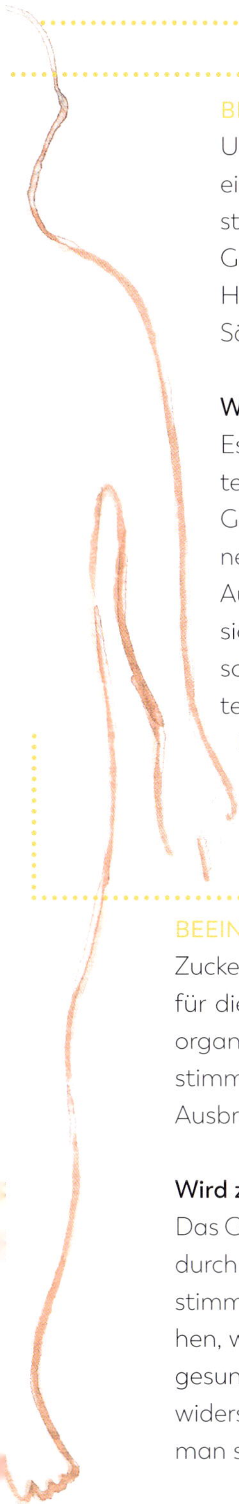

BEEINFLUSSUNG DES HORMONSYSTEMS:
Unser Hungrig-Satt-Kreislauf wird von einem empfindlichen Hormonsystem gesteuert: Der Botenstoff Ghrelin meldet dem Gehirn, dass wir hungrig sind, während das Hormon Leptin für die Übermittlung des Sättigungsgefühls zuständig ist.

Wird zu viel Zucker aufgenommen:
Es wird immer wieder Insulin ausgeschüttet, welches das Leptin daran hindert, zum Gehirn durchzudringen. Die aufgenommene Fruktose hingegen stimuliert weiter die Ausschüttung von Ghrelin. Dadurch glaubt sich der Körper in einer Notsituation und schaltet in den Couch-Potato-Modus: Bitte bewege dich weniger und iss, was du kannst!

BEEINFLUSSUNG DER DARMFLORA:
Zucker dient unter anderem als Nährstoff für die Bakterien und die anderen Mikroorganismen im Darm: Es füttert dort bestimmte Organismen und sorgt für deren Ausbreitung.

Wird zu viel Zucker aufgenommen:
Das Gleichgewicht gerät durcheinander, da durch die zu einseitige Ernährung nur bestimmte Bestandteile der Darmflora gedeihen, während andere verkümmern. Da ein gesunder Darm die Voraussetzung für ein widerstandsfähiges Immunsystem ist, wird man so anfälliger für Krankheiten.

BLUTZUCKERANSTIEG:
Glukose lässt den Blutzuckerspiegel ansteigen, daraufhin schüttet die Bauchspeicheldrüse Insulin aus, um das Gleichgewicht wieder herzustellen. Danach fällt die Kurve ab.

Wird der Zucker zu schnell ins Blut abgegeben:
Der Anstieg ist rasant, zu viel Insulin wird ausgeschüttet und der Blutzuckerspiegel sinkt oft auf ein niedrigeres Niveau als zuvor. Das hat erneuten Appetit zur Folge, der Blutzuckerspiegel steigt wieder zu schnell, und so weiter: Die Blutzuckerachterbahn ist in vollem Gange. Die ständige Insulinausschüttung führt zu krankmachenden Veränderungen.

7 VORTEILE EINER ZUCKERARMEN ERNÄHRUNG

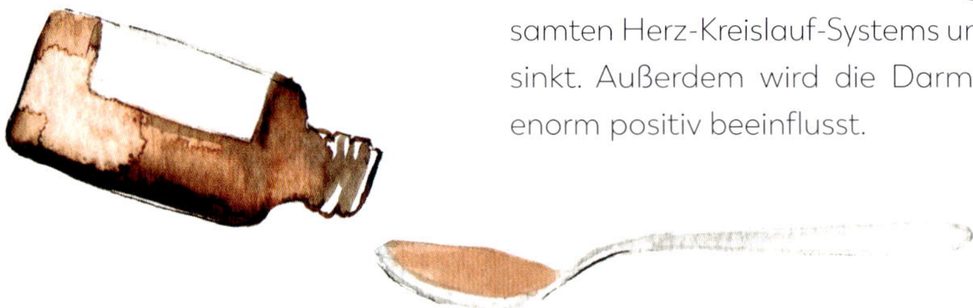

Gesundheitsprävention. Das Risiko für Diabetes, Arteriosklerose, Erkrankungen des gesamten Herz-Kreislauf-Systems und für Karies sinkt. Außerdem wird die Darmgesundheit enorm positiv beeinflusst.

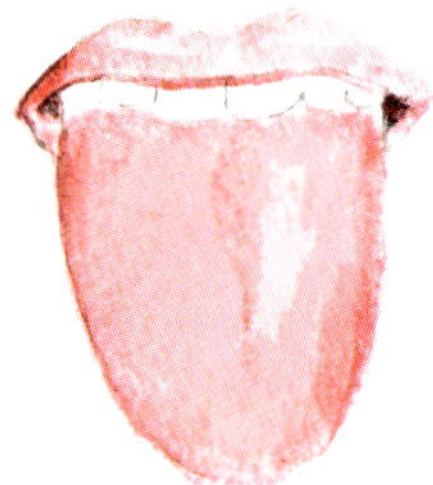

Geschärfter Geschmackssinn. Sie werden schon nach kurzer Zeit feststellen, dass alles süßer und intensiver schmeckt.

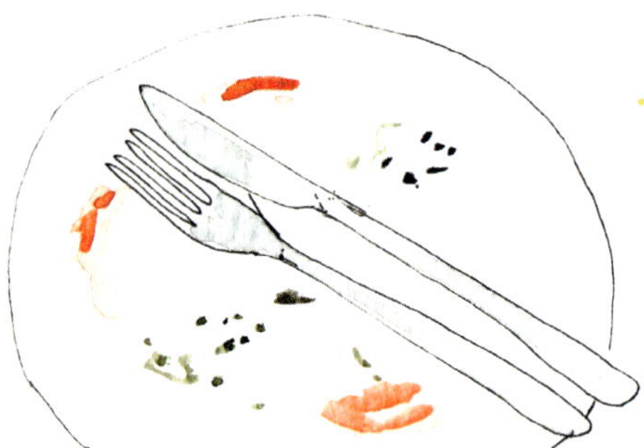

Sättigungsgefühl. Es kann sich wieder ein natürliches Sättigungsgefühl einstellen, und echter Hunger ist einfacher von suchtartigem Zuckerhunger zu unterscheiden.

Mehr Energie und erholsamerer Schlaf. Ohne die tägliche Blutzuckerachterbahn bleibt das Fresskoma aus und der Nachtschlaf kann fester werden.

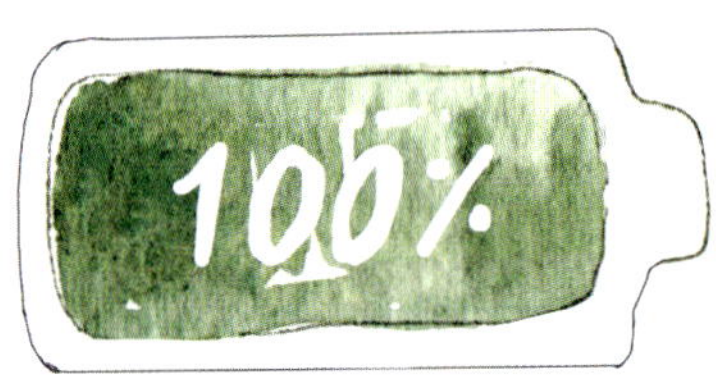

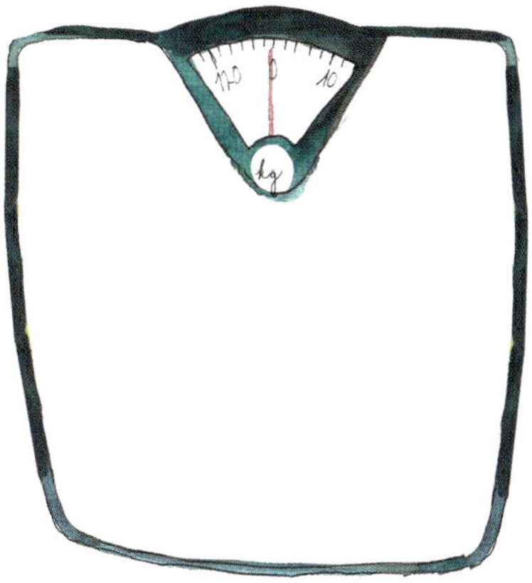

Gewichtsreduktion. Häufig purzeln ein paar überflüssige Pfunde.

Gesteigerte Stressresistenz. Kaum zu glauben, aber Stress ist ohne Zucker besser zu überstehen – auch wenn es sich zunächst oft nicht so anfühlt.

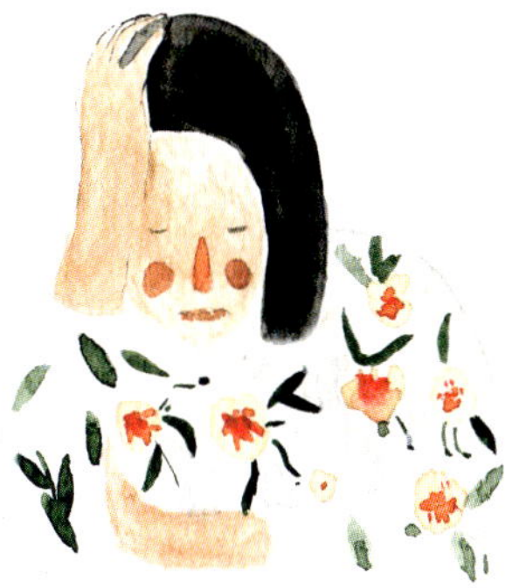

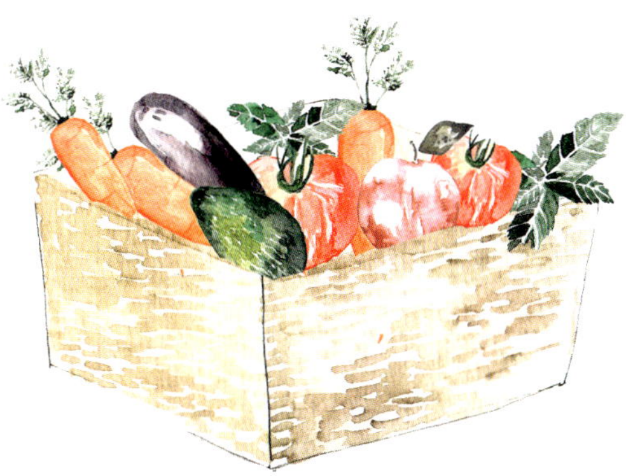

Gesunde Ernährungsumstellung. Wer aufgrund des Zuckergehalts auf mehrfach verarbeitete Produkte verzichtet, isst frisch und vollwertig; industrielle Fette oder unnatürliche Zusatzstoffe werden vermieden. Insgesamt wird die Ernährung nährstoffreicher und natürlicher.

WIE VIEL ZUCKER STECKT DRIN?

UNSERE LEBENSMITTEL & IHR ZUCKERGEHALT

Den Großteil unseres Zuckerkonsums nehmen wir durch die mehrfach verarbeiteten Nahrungsmittel auf, welche die Basis unserer westlichen Ernährung bilden. 80 % dieser Produkte enthalten zugefügten Zucker – auch die, von denen man es überhaupt nicht vermuten würde. Er wird sogar Zigaretten beigefügt, um den Geschmack des Tabaks zu verbessern: Bis zu 4 % des Gesamtgewichts darf er dabei ausmachen. Der Großteil des Zuckers karamellisiert bei der Verbrennung und sorgt so für einen weicheren Geschmack. Gleichzeitig entstehen Aldehyde, die mit der Entstehung von Krebs in Verbindung gebracht werden und unter Verdacht stehen, die suchtfördernde Wirkung von Zigaretten zu erhöhen.

Um ein Gefühl für den eigenen Zuckerkonsum zu bekommen und diesen zu reduzieren, muss man zuallererst erkennen, wie viel Zucker in einem Produkt steckt. Das ist relativ einfach, wenn man weiß, worauf zu achten ist: Die Zutatenliste und die Nährwerttabelle auf der Produktverpackung geben genau Auskunft darüber, was in welchem Produkt enthalten ist. Schauen Sie mal genau hin: Sie werden staunen!

DEN ZUCKERGEHALT EINES PRODUKTS IDENTIFIZIEREN

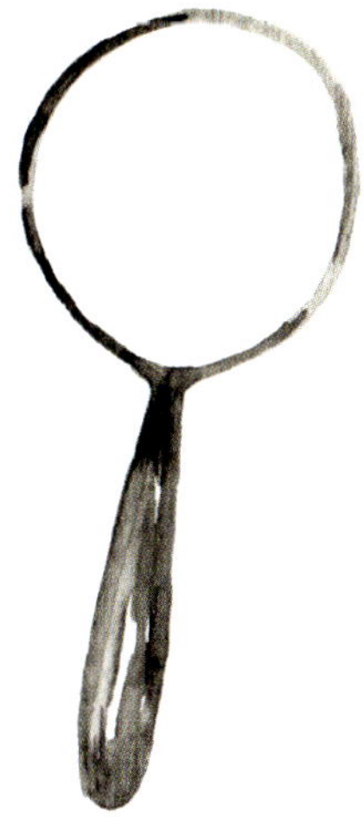

- **Reihenfolge beachten.** An der Reihenfolge in der Zutatenliste lässt sich ablesen, welche Zutat in welcher Menge verarbeitet ist: Je weiter vorne etwas steht, desto mehr davon ist enthalten.

- **Synonyme erkennen.** Leider heißt Zucker nicht immer Zucker: Die Nahrungsmittelindustrie verwendet sehr viele verschiedene Zuckersorten mit unterschiedlichsten Namen (s. S. 14), die im Produkt jeweils etwas anderes bewirken sollen, z. B. eine knusprigere Brotkruste, eine schönere Farbe oder einen höheren Feuchtigkeitsgehalt.

Die gängigsten „Zucker-Decknamen" sind:

- Glukose-Fruktose-Sirup
- Farin
- Raffinade
- Sukrose
- Galaktose
- Maltodextrin
- Maltose
- Melasse

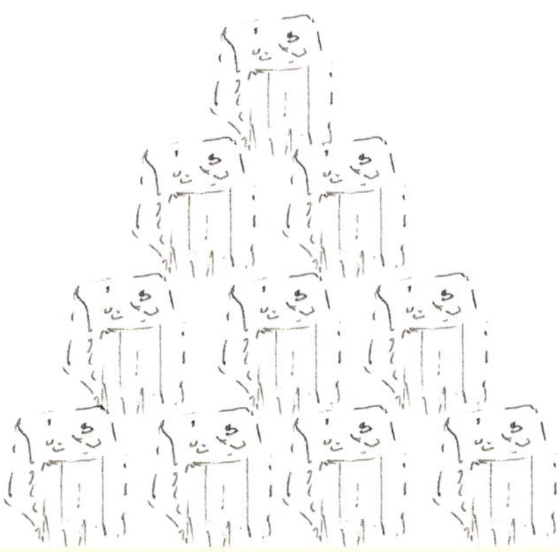

Es spielt keine Rolle, welche Zuckersorten verwendet werden: Die Weiterverwertung im Körper ist immer gleich und in großen Mengen ungesund (s. S. 16).

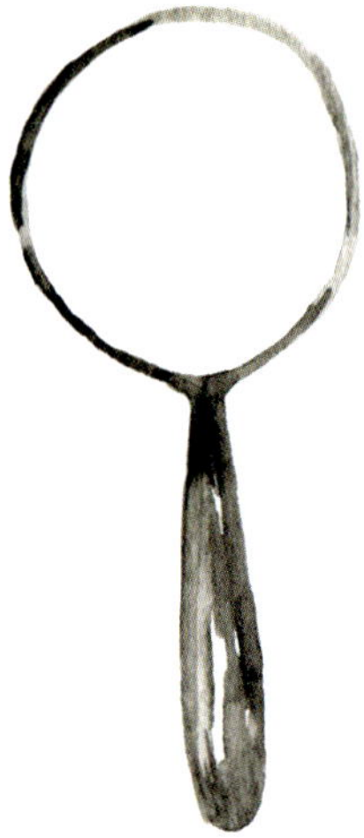

Nährwerte analysieren. Die Nährwerttabelle führt die Menge der enthaltenen Fette, Kohlenhydrate und Eiweiße auf. Den Zuckergehalt kann man an zwei Zeilen ablesen:

- „Kohlenhydrate“ – addiert die Gesamtmenge der Zucker auf, also alle Einfach-, Zweifach- und Mehrfachzucker.
- „davon Zucker“ – gibt die Menge aller enthaltenen Einfach- und Zweifachzucker an. Das sind:

Zucker, die von Anfang an im Lebensmittel enthalten waren, z. B. Fruchtzucker im Obst

+

Zucker, die dem Produkt zugefügt wurden

+

Zucker, die bei der Verarbeitung entstanden sind, etwa aus Mehrfachzuckern wie Stärken, die in Einfachzucker aufgespalten wurden.

Wer berechnen möchte, wie hoch der eigene Zuckerkonsum an einem Tag ist, zieht die Angaben unter „davon Zucker“ heran. Auf die dort enthaltenen Zuckerarten, nämlich die Einfach- und Zweifachzucker, bezieht sich die Empfehlung der Weltgesundheitsorganisation von maximal 25 Gramm pro Tag.

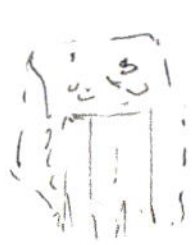

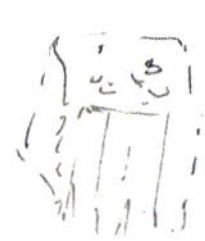

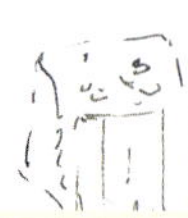

VORSICHT, ZUCKERFALLE: SAURE GURKEN

Was glauben Sie, wie viel Zucker ein Glas saure Gurken enthält? Finden Sie es heraus!

Zutaten: Gurken, Branntweinessig, Glukose-Fruktose-Sirup, Dill, Zwiebeln, Senfsaat, Salz, Zucker, natürliches Aroma

Durchschnittliche Nährwerte	pro 100 g
Energie	139 kJ / 33 kcal
Fett	0,2 g
Kohlenhydrate davon Zucker	5,1 g 4,6 g
Ballaststoffe	1,3 g
Eiweiß	1,4 g
Salz	1,8 g

In der Zutatenliste taucht Zucker erst an vorletzter Stelle auf, auf den ersten Blick scheint also nur eine Prise davon enthalten zu sein. Die Nährwerttabelle verrät aber, dass der Zuckergehalt bei 4,6 Gramm liegt, also bei 4,6 %. Schnell ist die weitere Zuckersorte entdeckt: Glukose-Fruktose-Sirup, sogar an dritter Stelle in der Zutatenliste.

100 Gramm saure Gurken liefern also schon rund ein Sechstel der maximal empfohlenen Zuckermenge!

SO VIEL ZUCKER STECKT DRIN!

Der Zuckergehalt wird Sie bei einigen der folgenden Lebensmittel wahrscheinlich überraschen, während die Zuckerfalle bei anderen offensichtlicher ist. Die empfohlene Maximalmenge von 25 Gramm Zucker pro Tag entspricht rund neun Zuckerwürfeln.

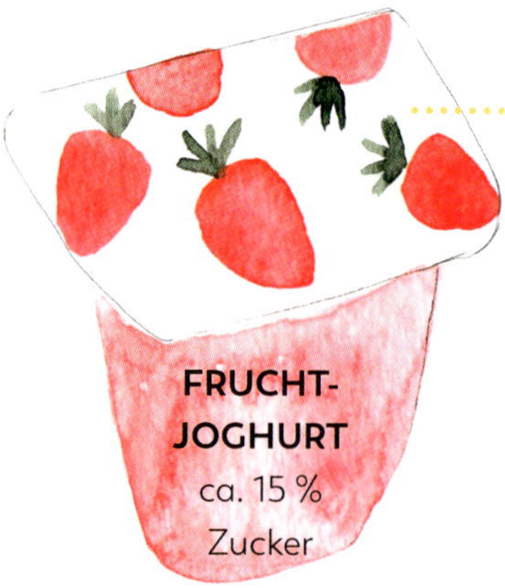
FRUCHT-
JOGHURT
ca. 15 %
Zucker

1 Becher (150 g) =

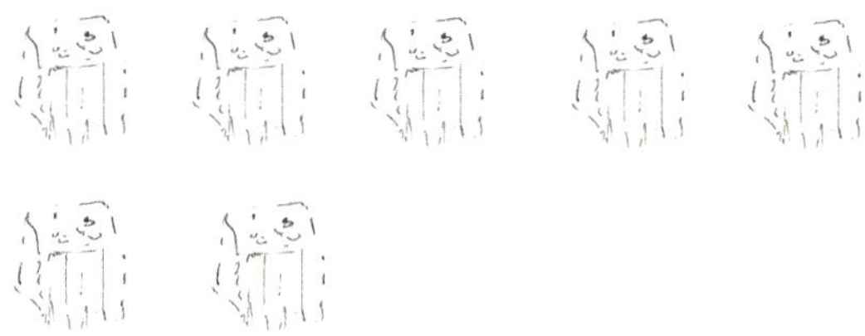

1 Glas (250 ml) =

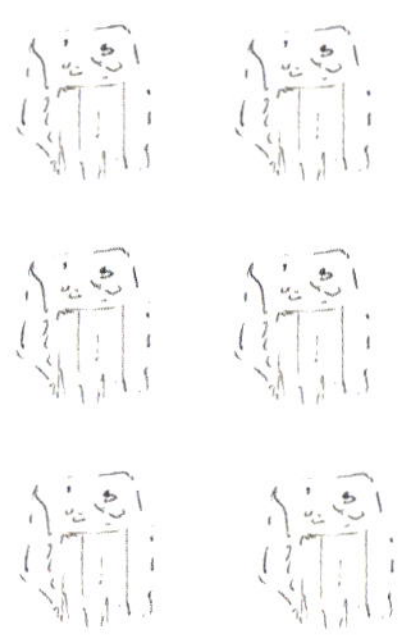

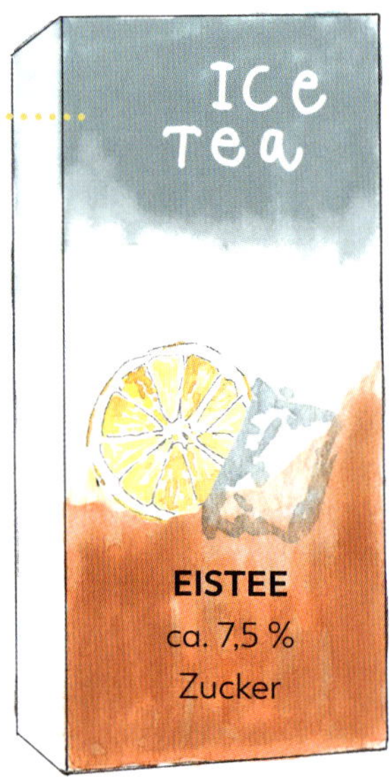
Ice
Tea
EISTEE
ca. 7,5 %
Zucker

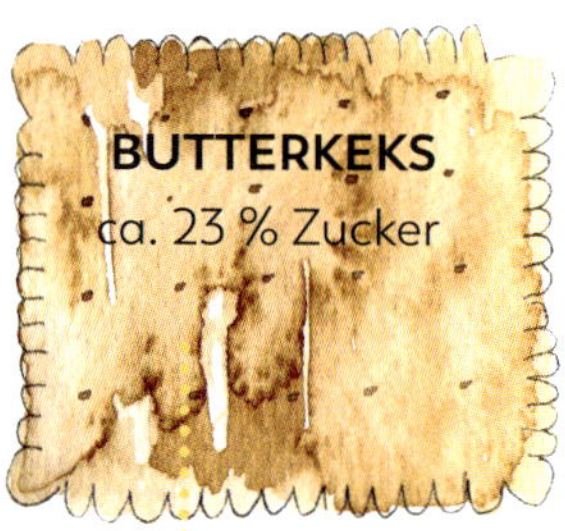
BUTTERKEKS
ca. 23 % Zucker

6 Kekse =

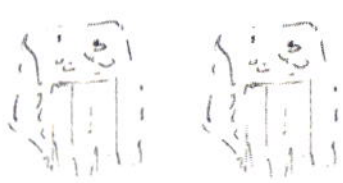

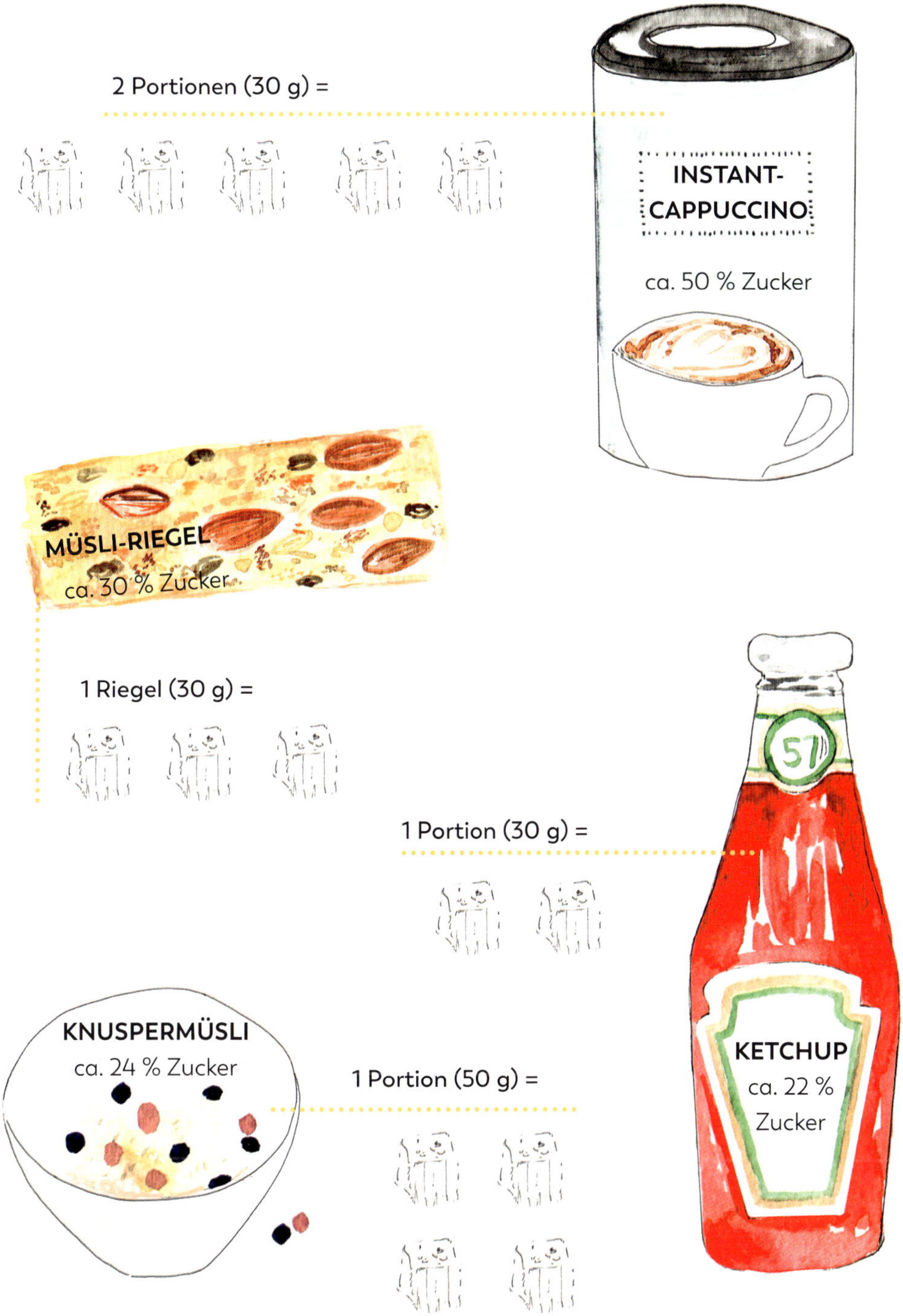
2 Portionen (30 g) =
INSTANT-
CAPPUCCINO
ca. 50 % Zucker
MÜSLI-RIEGEL
ca. 30 % Zucker
1 Riegel (30 g) =
1 Portion (30 g) =
KETCHUP
ca. 22 %
Zucker
KNUSPERMÜSLI
ca. 24 % Zucker
1 Portion (50 g) =

SCHRITT FÜR SCHRITT ZU EINEM ZUCKERARMEN LEBEN

SO SCHAFFEN SIE ES!

Wenn Sie dauerhaft weniger Zucker zu sich nehmen möchten, sollten Sie zunächst eine Bestandsaufnahme vornehmen: Den meisten Menschen ist nicht bewusst, wie viel Zucker sie über den Tag verteilt konsumieren.
Dabei kann ein Ernährungstagebuch helfen, in dem alles notiert wird, was man über den Tag verteilt zu sich nimmt. Eine Vorlage dafür finden Sie auf der gegenüberliegenden Seite. Kopieren Sie sich diese Seite einfach (am besten auf A4 vergrößert) und füllen Sie sie täglich aus, bis Sie ein Gefühl dafür haben.

Es empfiehlt sich, das Tagebuch immer sofort auszufüllen, da erfahrungsgemäß zu einem späteren Zeitpunkt häufig viele Snacks vergessen werden.

Zudem gibt es ein paar Tricks und Tipps, um den Alltag mit der Familie, die Tage bei der Arbeit oder auch Festlichkeiten ohne Zucker leichter zu meistern. Meist ist das mit etwas Aufwand verbunden, doch mit guter Vorbereitung wird es Ihnen sehr gut gelingen, ohne wieder in alte Essgewohnheiten zurückzufallen – und Sie werden sehen: Es lohnt sich!

MEIN ERNÄHRUNGSTAGEBUCH

DATUM:

Uhrzeit	Mahlzeit	aufgenommener isolierter Zucker (in g, berechnet oder geschätzt)

GESAMT-ZUCKERMENGE HEUTE:

ERFOLGREICH ZUCKERARM IM ALLTAG

AUFMERKSAM EINKAUFEN & SELBST KOCHEN

In den ersten Tagen wird der Einkauf länger dauern, da man sich erst einmal einen Überblick darüber verschaffen muss, in welchen Produkten überhaupt Zucker enthalten ist. Bald schon aber kennt man seine „Pappenheimer“: Unverarbeitete Produkte, die keinen zugefügten Zucker enthalten, haben in der Regel keine Verpackung und sind meist in den Regalen am Rand untergebracht.

Wenn Sie aus solchen Produkten Ihre Mahlzeiten selbst zubereiten, wissen Sie genau, was auf Ihrem Teller landet. Und man kann fast alles, was es fertig zu kaufen gibt, selbst herstellen!

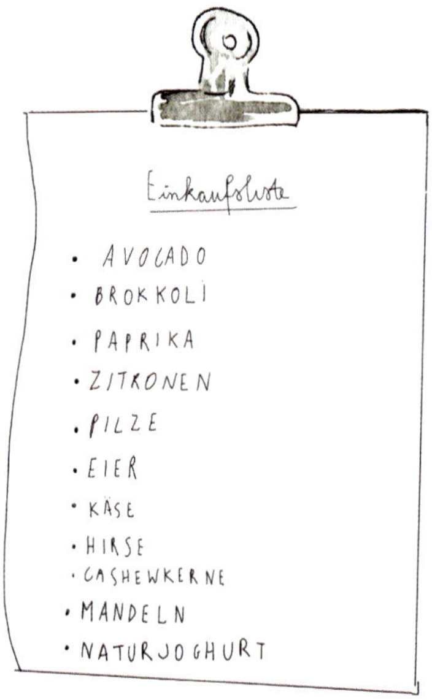
Einkaufsliste
• AVOCADO
• BROKKOLI
• PAPRIKA
• ZITRONEN
• PILZE
• EIER
• KÄSE
• HIRSE
• CASHEWKERNE
• MANDELN
• NATURJOGHURT

Gehen Sie nicht hungrig einkaufen: In diesem Zustand lässt man sich eher dazu hinreißen, die neuen Regeln zu brechen. Zudem verleitet es dazu, sich einen kleinen Snack zu kaufen, und Essen zum Mitnehmen ist meist zuckerhaltig.

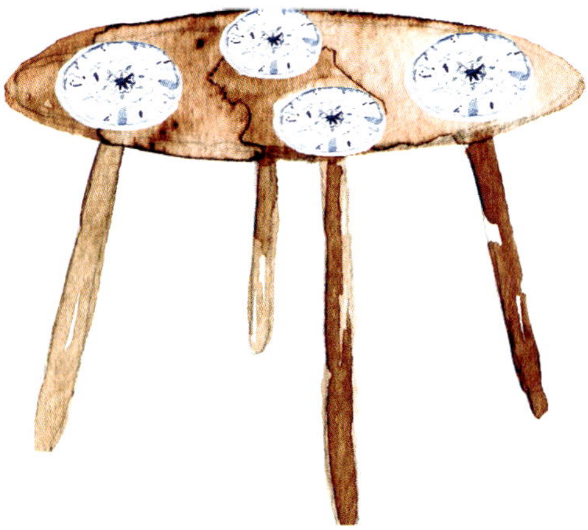

DIE FAMILIE ÜBERZEUGEN

Es kann gut sein, dass sich in Ihrem Umfeld zunächst Widerstand regt, wenn Sie die Ernährung umstellen. Reden Sie am besten wenig darüber und machen Sie es einfach: Häufig werden die Unterschiede nicht bemerkt werden. Und spätestens wenn bei allen Familienmitgliedern erste positive Effekte einsetzen, z.B. die verflogene Müdigkeit oder eine Gewichtsabnahme, wird man Ihnen dankbar sein. Erlauben Sie Ihren Kindern ruhig Ausnahmen, aber bringen Sie ihnen einen insgesamt verantwortungsvollen Umgang mit Zucker bei.

AUGEN AUF IM RESTAURANT

Wählen Sie das Restaurant sorgfältig aus: In Fastfood-Ketten und anderer Systemgastronomie ist es meist nicht möglich, zuckerarm zu essen. Verzichten Sie zudem auf Softdrinks und Säfte und sagen Sie gleich zu Beginn, dass Sie kein Brot möchten. Bestellen Sie Dressings und Saucen ab und bitten Sie stattdessen um eine halbe Zitrone und Olivenöl für Ihren Salat und um Butter für Ihr Gemüse oder zu Fleisch und Fisch.

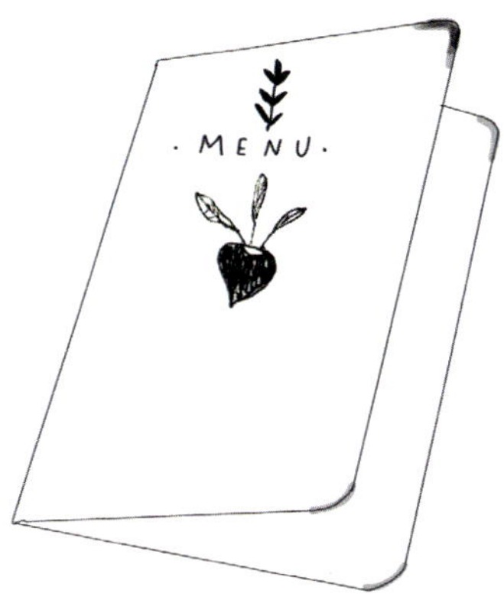

VORSICHT, ZUCKERFALLE: ETIKETTENSCHWINDEL

Zahlreiche Produkte im Supermarkt suggerieren, keinen oder zumindest wenig Zucker zu enthalten. Doch was ist wirklich gemeint?

ohne Zuckerzusatz – verbietet zugefügten Zucker, aber der Zucker, der bei der Verarbeitung isoliert wird und genauso wirkt wie zugefügter Zucker darf enthalten sein.

zuckerfrei – bedeutet fast immer, dass Zuckeralternativen enthalten sind oder Süßstoffe, die ebenfalls nicht gesund sind.

zuckerarm – erlaubt immer noch bis zu 5 % Zucker pro 100 Gramm bzw. 2,5 % Zucker pro 100 Milliliter.

weniger süß – bezieht sich rein auf den Geschmack: Häufig wird einfach nur eine weniger süße Zuckersorte verwendet.

reduzierter Zuckergehalt – bedeutet, dass mindestens 30 % weniger Zucker enthalten sind als in einem vergleichbaren Produkt. Was ein vergleichbares Produkt ist, ist allerdings nicht definiert.

mit Fruchtzucker gesüßt – täuscht eine gesündere Variante vor, doch leider kann zu viel Fruchtzucker massive gesundheitliche Probleme verursachen (s. S. 20). Bei dieser Bezeichnung also besonders wachsam sein!

mit Traubenzucker gesüßt – bedeutet, dass nur Glukose verwendet wird; da diese weniger süß schmeckt, wird sie meist in größeren Mengen verwendet, sodass solche Produkte sogar mehr Zucker enthalten.

mit Honig gesüßt – bedeutet meist, dass 1 bis 2 % Honig enthalten sind – und die gewünschte Süße wird zusätzlich mit anderen, preiswerteren Süßungsmitteln erreicht.

ERFOLGREICH ZUCKERARM IM BÜRO

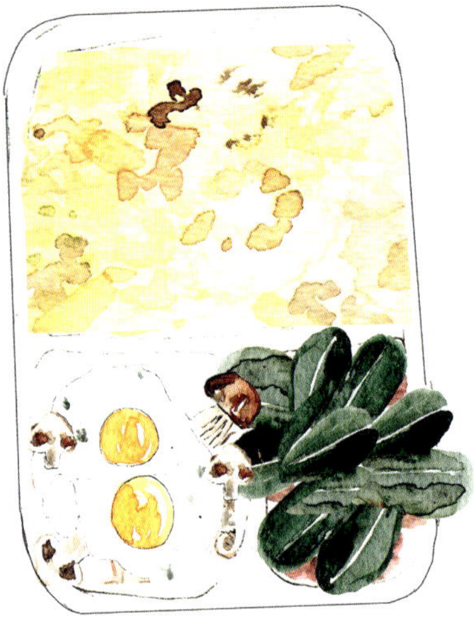

SELBSTGEKOCHTES MITNEHMEN

Gewöhnen Sie sich an, selbstgekochtes Essen mitzunehmen, und planen Sie die Essenszubereitung fest in Ihren Tag ein, z. B. für den Vorabend, oder bereiten Sie mehr zu, wenn Sie ohnehin kochen. Besorgen Sie sich hübsche Gläser und Dosen, in denen Sie das Selbstgekochte mitnehmen können.

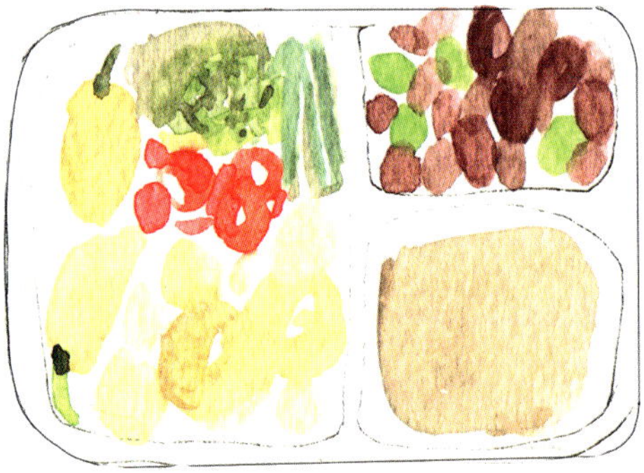

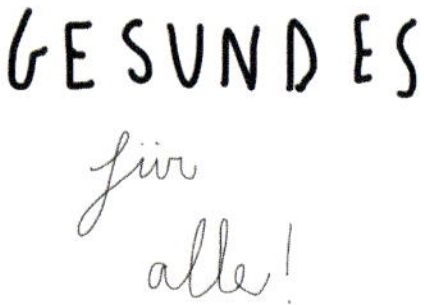

GESUNDE SNACKS FÜR ALLE

Regen Sie an, Obst oder frisch geschnittenes Gemüse zu Besprechungen und Feiern mitzubringen statt Kekse und Kuchen. Es gibt bestimmt Kollegen, die das begrüßen würden: Süßes ist beliebt, aber viele würden doch auch gerne weniger davon essen.

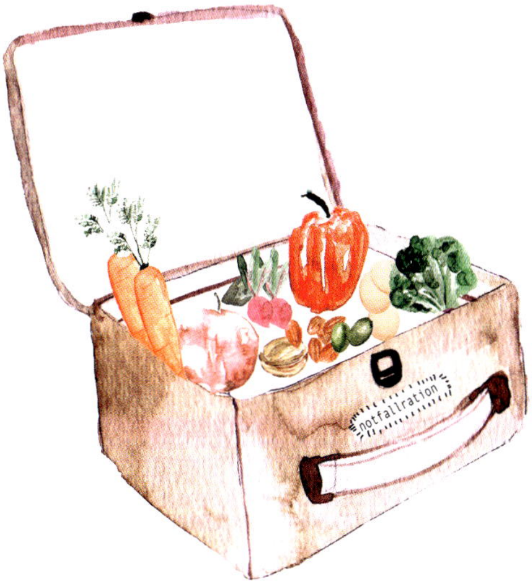

VORRAT ANLEGEN

Sorgen Sie immer für eine „Notfallration“ mit gesunden Lebensmitteln in Ihrer Tasche oder im Bürokühlschrank: So müssen Sie bei einer Hungerattacke seltener auf die Kekse oder den Geburtstagskuchen in der Teeküche zurückgreifen. Oder trinken Sie einen Tee oder Kaffee mit sättigender Sahne.

Leckere Büro-Snacks sind z. B.:

- Nüsse und Nussmuse in allen Varianten
- Käse
- Oliven
- Beeren
- hartgekochte Eier
- Gemüsesticks mit Dips
- Naturjoghurt

ÜBERLISTEN SIE DIE KANTINE!

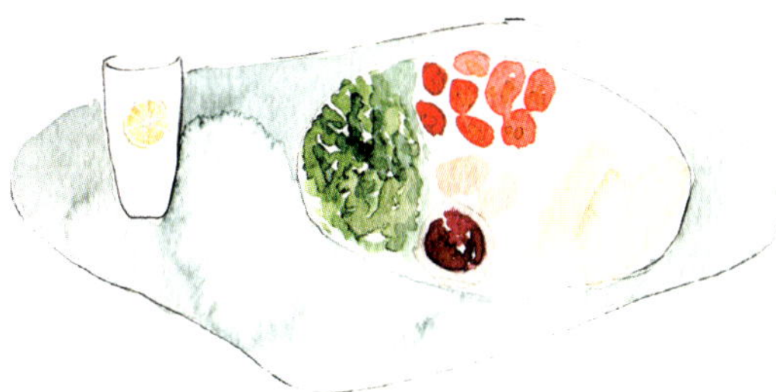

- Wählen Sie konsequent Wasser als Getränk und bitten Sie um einen Zitronenschnitz dazu, um es zu verfeinern.
- Wenn Sie Salat essen, bitten Sie um eine Portion ohne Dressing und um eine Zitrone und Olivenöl, um ihn zu würzen. Oder bringen Sie sich von zuhause ein selbstgemachtes Dressing mit (und vielleicht ein paar gesunde Sattmacher dazu; s. S. 48).
- Frittierteige sind meist gezuckert. Meiden Sie darum Paniertes.
- Auch Saucen enthalten in der Regel viel Zucker. Bitten Sie stattdessen um ein Stück Butter, um Ihr Gericht zu verfeinern. Und wählen Sie statt Ketchup Senf.
- Wählen Sie als Nachtisch Käse, Nüsse oder einen Milchkaffee.

ERFOLGREICH ZUCKERARM AN FEIERTAGEN

Bei Einladungen zu einer Feier oder Festlichkeit können Sie etwa dem Gastgeber anbieten, eine Speise fürs Buffet, einen Kuchen oder einen Nachtisch mitzubringen, und diese möglichst zuckerarm zubereiten. Davon können Sie dann bei der Feier hauptsächlich essen.

Wenn Sie es allerdings im Alltag schaffen, konsequent zu bleiben, dürfen Sie bei Festen ruhig einmal eine Ausnahme machen. Schließlich soll dabei das Leben gefeiert werden, und dafür sind besondere Leckereien wie Torten und Desserts da!

VORSICHT, ZUCKERFALLE! KINDERLEBENSMITTEL

Die sogenannten Kinderlebensmittel enthalten fast immer deutlich mehr Zucker als ihre Varianten für Erwachsene. Und das ist meist auch der einzige Unterschied, auch wenn die Produktbeschreibungen weitere „Vorteile" suggerieren sollen...

WENN WENIGER ZUCKER ESSEN NICHT FUNKTIONIERT

Für viele Menschen ist es unmöglich, weniger Zucker zu essen, auch wenn sie es sich noch so sehr vornehmen: Schon nach wenigen Tagen brechen sie mit ihrem Vorsatz und müssen eine große Portion Süßes essen. Das kann ein Anzeichen dafür sein, dass der dauerhafte Zuckerkonsum, oft auch in Verbindung mit emotionalen Gründen, zu einer regelrechten Zuckersucht geführt hat.

In diesem Fall hilft eine gezielte nährstoffreiche Ernährungsweise, die den Körper unterstützt: Dadurch wird der Zuckerhunger eingedämmt und der Körper ist nach und nach bereit, auf Zucker zu verzichten. Und dann können meist auch die emotionalen Gründe, die mit zu dieser Zuckersucht geführt haben, sehr viel leichter aufgedeckt und gelöst werden.

REZEPTIDEEN FÜR EIN ZUCKERARMES LEBEN

ZUCKERFREI & NÄHRSTOFFREICH KOCHEN

Die folgenden Rezepte unterstützen Sie dabei, dauerhaft weniger Zucker zu essen. Sie sind nicht nur zuckerarm, sondern auch nährstoffreich, und sie enthalten keine Zutaten, die erfahrungsgemäß Zuckerhunger auslösen. Die Rezepte sind vegetarisch gehalten, teilweise auch vegan; sie können aber ganz einfach mit Speck, Schinken oder Fleisch ergänzt werden.

Schon beim Frühstück sollten Sie darauf achten, den Blutzuckerspiegel nicht in die Höhe zu treiben, damit Sie nicht für den Rest des Tages Lust auf Süßes verspüren, und wer mittags auf einen Zuckerschock in seinem Essen verzichtet, kommt um das ungeliebte Nachmittagstief herum und fühlt sich auch nach der Mittagspause noch frisch und leistungsfähig. Und auch gegen das häufig gedankenlose Verspeisen von Chips und Schokolade vor dem Fernseher am Abend kann eine ausgewogene, leckere Abschlussmahlzeit helfen.

IDEEN FÜRS FRÜHSTÜCK

NUSS-MÜSLI MIT JOGHURT

Für 1 Portion:

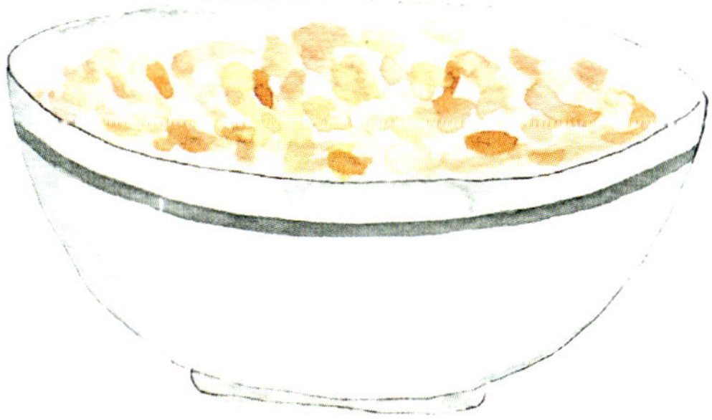

- 100 g Cashewkerne
- 100 g Mandeln
- 100 g Haselnüsse
- 50 g Sonnenblumenkerne
- 50 g Kokosöl
- ½ TL Meer- oder Steinsalz
- etwas Zimt, Mark einer Vanilleschote
- 100 g grobe Kokosflocken
- nach Belieben Sesam, Mohn, Chiasamen
- 150 g griechischer Joghurt oder eine pflanzliche Alternative

1. Die Nüsse und Sonnenblumenkerne grob hacken. Das Kokosöl erwärmen, bis es flüssig ist, mit Salz, Zimt und Vanille mischen und die Nüsse dazugeben. Gut verrühren, bis jede Nuss bedeckt ist, und die Nüsse auf einem Backblech verteilen. Bei max. 150 °C im Backofen rösten, ab und zu wenden und dabei aufpassen, dass sie nicht zu dunkel werden.
2. Nach 15–20 Minuten Backzeit die Kokosflocken sowie nach Geschmack Sesam, Mohn und Chiasamen hinzugeben. Weitere 10 Minuten backen, bis die Kokosflocken goldbraun sind.

Verwenden Sie unbedingt größere Kokosflocken, nicht die feinen Raspeln, die würden verbrennen.

3. Die Nussmischung abkühlen lassen und zum Joghurt servieren.

AVOCADO-KÄSE-BROTE

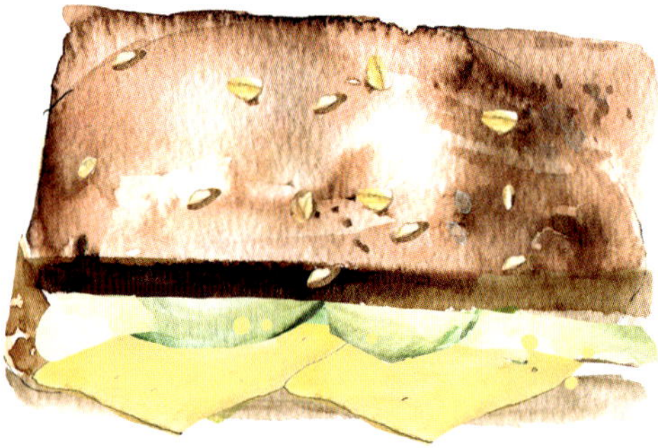

Für 1 Portion:

- 2 Scheiben Vollkornbrot
- etwas Butter
- 1 Scheibe Käse
- ½ Avocado
- etwas frisch gepresster Zitronensaft
- natürliches Salz, Pfeffer
- etwas Olivenöl
- ½ grüne Paprika

1. Beide Brotscheiben mit Butter bestreichen. Eine Scheibe mit Käse belegen.

2. Das Avocadofleisch zerdrücken und mit etwas Zitronensaft, Salz und Pfeffer vermischen; diese Masse auf die zweite Scheibe Brot streichen und mit Olivenöl beträufeln.

3. Die Paprika in schmale Streifen schneiden und als rohe, knackige Beilage zum Brot verzehren.

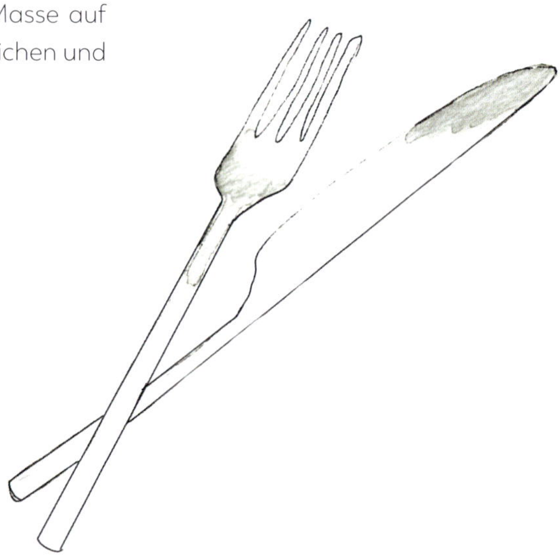

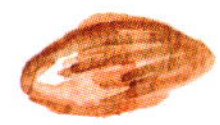

BROKKOLI MIT KOKOSMUS

Für 1 Portion:

- 1 Brokkoli
- 2–3 EL Kokosmus
- 1 Handvoll Mandeln, gehackt
- natürliches Salz, Pfeffer
- etwas frisch gepresster Zitronensaft

1. Den Brokkoli waschen, in mundgerechte Stücke schneiden und dünsten. Noch heiß auf einen Teller geben.

2. Das Kokosmus über den Brokkoli verteilen und die gehackten Mandeln darüber streuen.

3. Alles salzen, pfeffern und mit Zitronensaft verfeinern.

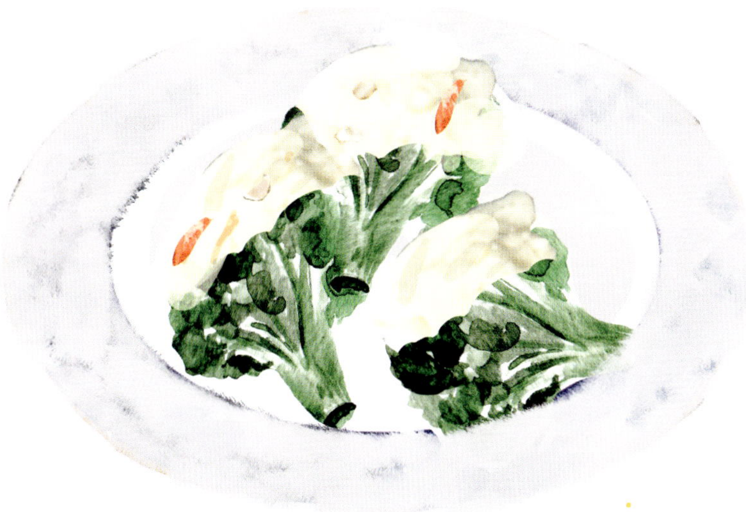

Ein Geheimtipp für Experimentierfreudige – einfach zuzubereiten, macht satt und spendet viel Energie. Zugegeben: Es ist ungewöhnlich, aber einen Versuch wert!

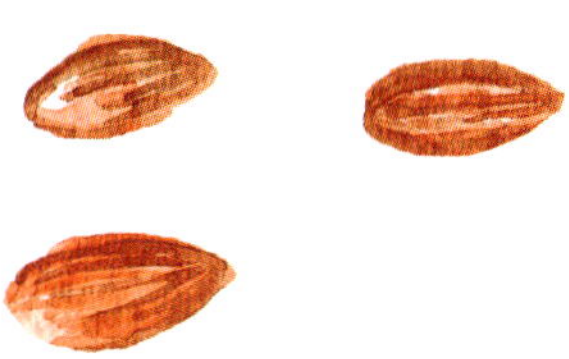

SPIEGELEIER MIT PILZEN

Für 1 Portion:

- Butter
- 1 kleine Zwiebel
- 100 g Pilze
- natürliches Salz, Pfeffer
- 100 ml Sahne und etwas Wasser
- 2 Eier
- 3–4 Stängel Petersilie, gehackt

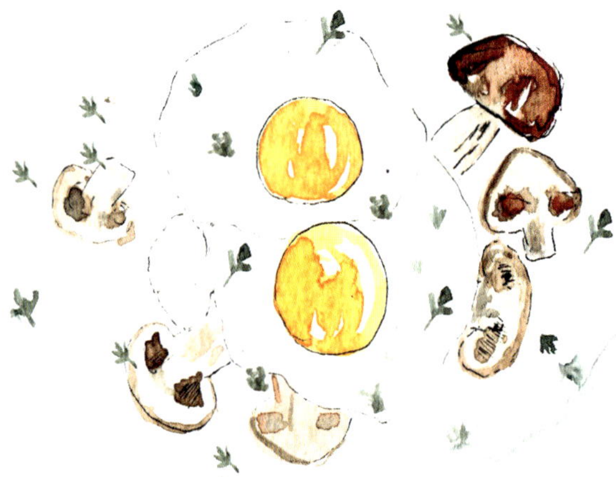

1. Die Zwiebel würfeln, die Pilze in Scheiben schneiden. Die Butter (oder anderes Fett) in eine Pfanne geben und erhitzen. Zwiebelwürfel und Pilze dazugeben, anbräunen lassen.

2. Mit Salz und Pfeffer würzen, die Sahne sowie etwas Wasser unterrühren und alles kurz aufkochen lassen.

3. Zwei Spiegeleier braten.

4. Die Spiegeleier mit den Pilzen anrichten und alles mit reichlich Petersilie bestreuen, diese enthält sehr viele Nährstoffe. Auch ein paar Blätter Salat passen dazu.

Kaufen Sie hochwertige Eier und lassen Sie das Eigelb flüssig: So bleiben die vielen guten Nährstoffe darin erhalten.

TOFU-RÜHREI

Für 1 Portion:

- 200 g Tofu
- 2 EL Kokosöl
- 1 kleine Zwiebel
- Kurkuma
- 1 EL Mandelmus
- Pfeffer
- Kala-Namak-Salz

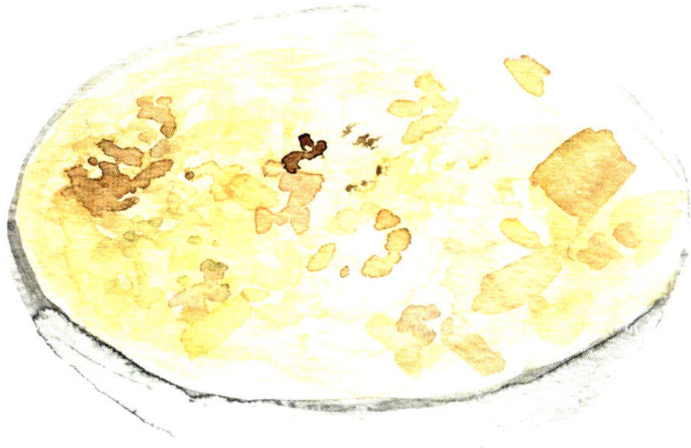

1. Den Tofu mit einer Gabel sehr fein zerdrücken.

2. Die Zwiebel würfeln, das Kokosöl in einer Pfanne erhitzen und die Zwiebelwürfel darin glasig dünsten. Dann den Tofu hinzugeben und scharf anbraten.

3. Kurkuma darüberstreuen, Mandelmus einrühren, alles kurz aufkochen lassen. Die Pfanne von der Flamme nehmen und alles mit Pfeffer und Kala-Namak-Salz würzen.

4. Das fertige „Rührei" schmeckt am besten mit frischen, gehackten Kräutern, gedünstetem Gemüse oder Pilzen (s. S. 44).

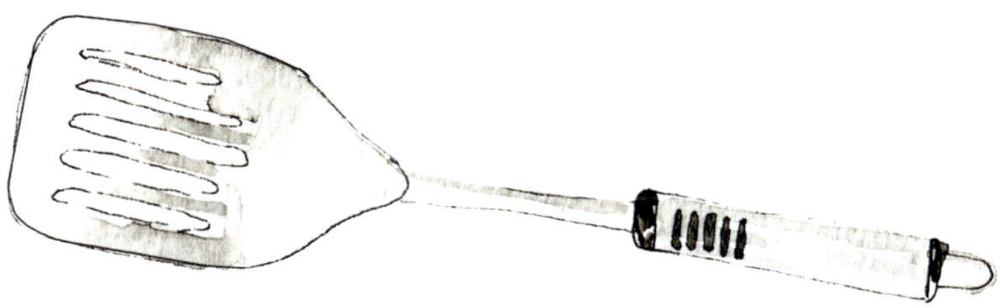

IDEEN FÜRS MITTAGESSEN

Hirse sättigt besser als Weizenmehl und enthält viel mehr Nährstoffe: Sie ist voller Proteine, dabei glutenfrei und sehr lecker. Dadurch hilft sie sehr gut gegen den Zuckerhunger danach.

ZUCCHINI-QUICHE MIT HIRSE

Für 1 Portion:

- 180 g Hirse
- 2 EL Flohsamenschalen
- 2 EL Kokosöl
- 1 Zwiebel
- 500 g Zucchini
- 4 Eier
- etwas Sahne oder Mandelmilch
- 1 Tomate
- 150 g geriebener Käse
- natürliches Salz, Pfeffer, Muskat

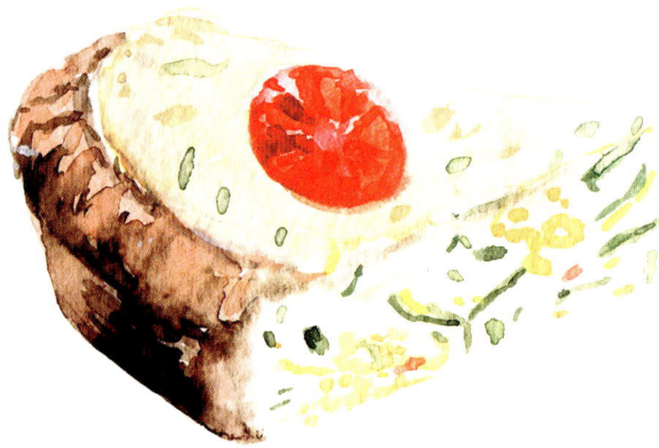

1. Für den Boden die Hirse nach Packungsangabe in Salzwasser zubereiten, das Wasser dabei etwas mehr salzen als üblich. Den Backofen auf 180 °C vorheizen.

2. Für die Füllung die Zucchini in Scheiben schneiden, auf ein Küchentuch legen und salzen. Ein paar Minuten ziehen lassen, trocken tupfen.

3. Eine Springform mit Backpapier auslegen oder einfetten. Die Hirsemasse mit Öl und Flohsamenschalen zügig vermischen, bei Bedarf nachsalzen. Dann den „Teig“ in der Form verteilen, dabei einen Rand bilden, und im Ofen für ca. 15 Minuten vorbacken.

4. Derweil die Zwiebel würfeln und in einer Pfanne mit etwas Kokosöl anbraten. Die Eier mit Sahne verquirlen und mit Salz, Pfeffer und Muskat würzen. Die Zucchini kurz mit in die Pfanne geben.

5. Die Eiermilch zum Gemüse geben, umrühren und mit Gewürzen nach Belieben abschmecken, z. B. mit Knoblauch und Chili.

6. Die Form aus dem Ofen nehmen und die Füllung hineingeben. Die Tomate in Scheiben schneiden, auf die Quiche geben und alles mit Käse bestreuen. Für weitere 30 Minuten im Backofen backen.

GEMÜSE-FRITTATA

Für 1 Portion:

- 2 Stangen Porree
- 1 gelbe Paprika
- etwas Kokosöl
- 100 g TK-Erbsen
- 6–8 Eier
- 3–4 EL Sahne
- natürliches Salz, Pfeffer, Muskat

1. Die Porreestangen in Ringe schneiden und sorgfältig waschen, die Paprika waschen und würfeln. Beides in einer Pfanne mit etwas Kokosöl anbraten, dann die Erbsen dazu geben.

2. Die Eier in einer Schüssel mit Sahne verquirlen, sodass eine sämige Flüssigkeit entsteht; mit Salz, Pfeffer und Muskat abschmecken.

3. Die Eiermilch zum Gemüse geben und in der Pfanne stocken lassen. Nach ca. 10 Minuten wenden (z. B. mithilfe eines Tellers) und erneut stocken lassen.

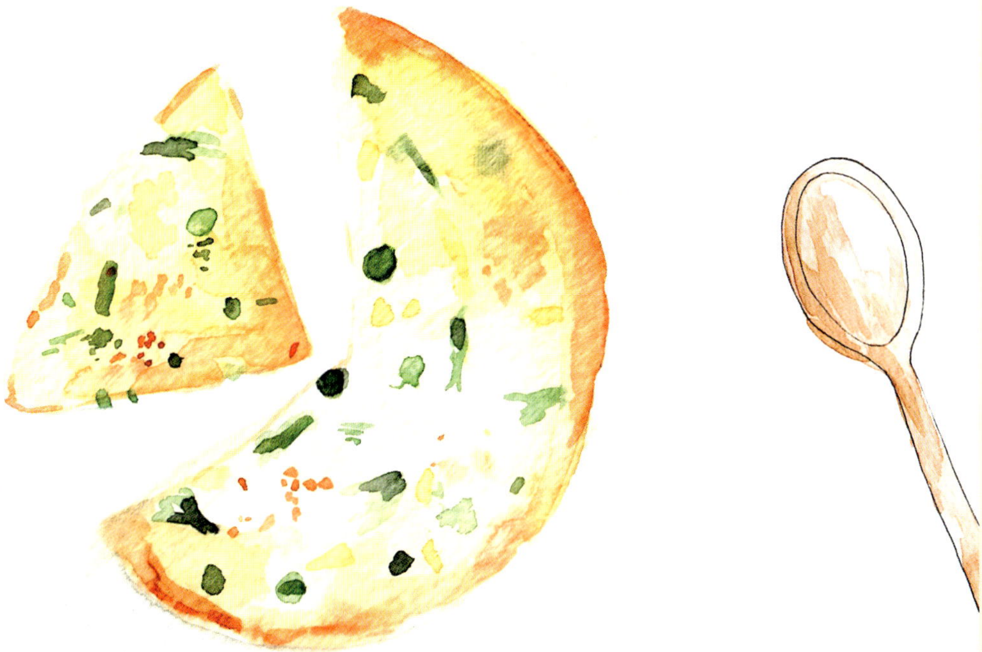

SALATDRESSING

Für 1 Portion:

- 1 TL Senf, möglichst zuckerfrei
- 1 EL Mandelmus
- 1–2 EL Apfelessig oder frisch gepresster Zitronensaft
- 1 EL Olivenöl
- natürliches Salz, Pfeffer, Kurkuma

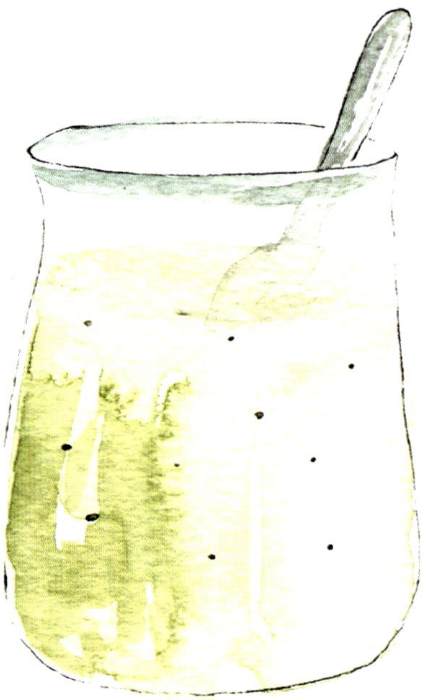

1. Für den Salat zusätzlich zur Basis aus grünem Blattsalat nach Belieben Gemüse in mundgerechte Stücke schneiden, für eine Portion z. B. eine halbe Avocado, zwei Tomaten, eine halbe Paprika, eine Karotte und eine halbe Gurke.

2. In einer Schüssel Senf, Mandelmus, Apfelessig und Olivenöl verrühren, bis ein sämiges Dressing entstanden ist. Nach Belieben mit Salz, Pfeffer und Kurkuma abschmecken.

3. Das kleingeschnittene Gemüse unterrühren. Kurz vor dem Servieren die Salatblätter dazugeben.

Leckere und gesunde Sattmacher verwandeln den Salat in eine vollwertige Hauptmahlzeit, z. B.:

- Bohnen
- Kichererbsen
- Quinoa
- Hirse
- Fisch
- Käse

Besonders viele Nährstoffe liefern außerdem:

- frische Sprossen: Mungbohnen, Alfalfa, Brokkoli, Buchweizen...
- Saaten und Kerne: Sesam, Sonnenblumenkerne, Chia, Leinsamen...
- frische Kräuter: Petersilie, Schnittlauch, Wildkräuter wie Giersch oder Vogelmiere...

IDEEN FÜRS ABENDESSEN

LINSENSUPPE

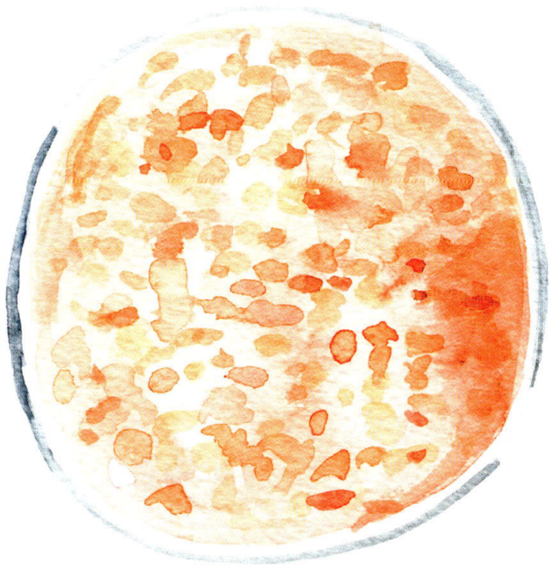

Für 1 Portion:

- 1 Zwiebel
- 1 EL Kokosöl
- 1 Karotte oder ½ kleine Süßkartoffel
- 700 ml Brühe
- 250 g rote Linsen
- natürliches Salz, Pfeffer, Curry (als Pulver oder Paste)
- etwas frisch gepresster Zitronensaft

1. Zwiebel und Karotte würfeln und in einem Topf in Kokosöl andünsten. Die Brühe angießen.
2. Die eingeweichten Linsen abgießen, abspülen und in den Topf geben. Ca. 20 Minuten köcheln lassen; bei Bedarf weitere Flüssigkeit hinzugeben und den Schaum, der sich auf der Wasseroberfläche bildet, mit einem Löffel abschöpfen.
3. Die Suppe mit Salz, Pfeffer, Curry und Zitronensaft abschmecken. Nach Belieben Sahne hinzufügen.

Es empfiehlt sich, die Linsen etwa 8 Stunden vor dem Verzehr einzuweichen: So kann der Körper sie deutlich besser verdauen.

OFENGEMÜSE MIT BUCHWEIZEN

Für 1 Portion:

- 125 g Buchweizen
- 1 kleine Zwiebel
- 1 Paprika
- 5 Pilze
- ¼ Blumenkohl
- 1 Karotte
- 1 kleiner Fenchel
- 1–2 EL Kokosöl
- natürliches Salz, Pfeffer, Rosmarin
- Olivenöl

Das Grün am Gemüse landet meist im Müll. Das ist schade, denn die Blätter von Roter Bete, das Grün von Möhren oder das Radieschengrün sind ebenso genießbar wie etwa Mangold – und gesund: Die Blätter sind sehr nährstoffreich und können so vor Zuckerhunger schützen.

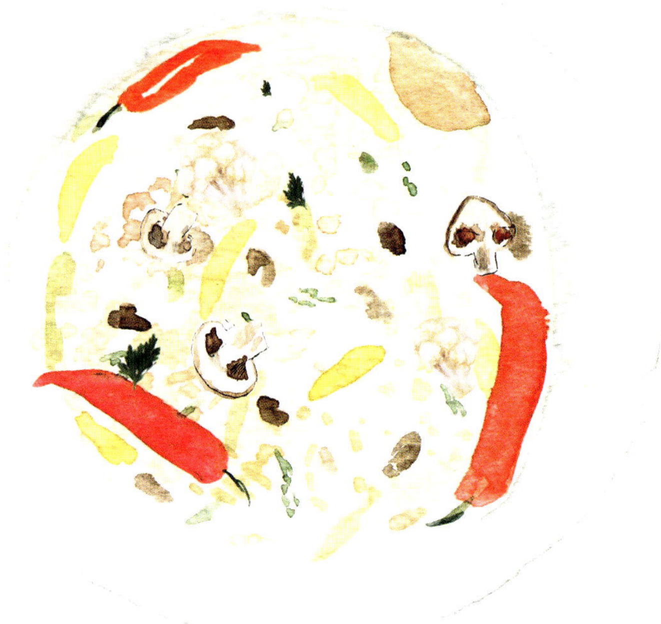

1. Das Gemüse klein schneiden und den Ofen auf 180 °C vorheizen.

2. Das Kokosöl in einer feuerfesten Schale im Ofen flüssig werden lassen, dann die Gewürze hineinrühren und das Gemüse dazugeben. Die Gemüsestücke sollten vollständig mit Öl benetzt sein.

3. Das Gemüse auf einem Backblech verteilen und im Backofen ca. 30 Minuten backen. Dabei ab und zu wenden, damit nichts anbrennt.

4. Den Buchweizen nach Packungsangabe zubereiten.

5. Das Ofengemüse mit dem Buchweizen auf einen Teller geben und etwas Olivenöl darübergießen.

6. Dazu passen Creme fraiche, Quark oder Joghurt, pur oder mit frischen Kräutern wie Petersilie, Schnittlauch oder Pfefferminze, oder auch Hummus (s. S. 54).

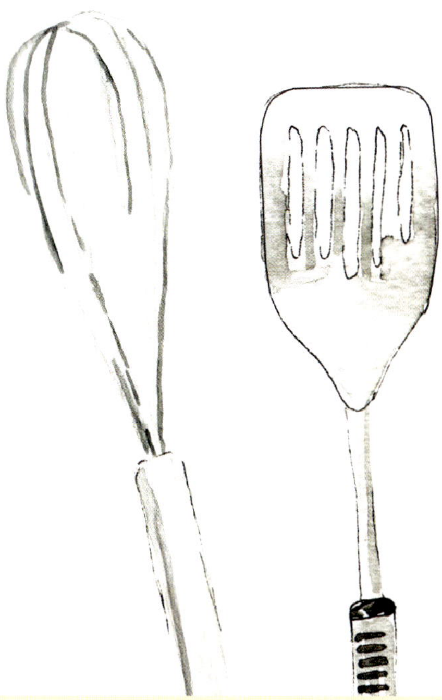

Sie können für dieses Gericht fast jedes Gemüse verwenden. Wie wäre es auch mal mit Süßkartoffeln, Kohlrabi, Aubergine oder Porree?

ERBSEN-NUDELN MIT KOHLRABI

Für 1 Portion:

- 1 Kohlrabi mit Grün
- 1 Zwiebel
- 150 g Erbsen-Nudeln
- etwas Kokosöl
- 2 EL Mandelmus und etwas Wasser, alternativ 2 EL Butter und etwas Sahne
- natürliches Salz, Pfeffer, Muskat
- etwas frisch gepresster Zitronensaft
- 1 Handvoll Mandeln, sehr fein gehackt

Nudeln aus Hülsenfrüchten sind eine gute Alternative zu denen aus Weißmehl, denn sie stabilisieren den Blutzuckerspiegel.

1. Die Blätter des Kohlrabi von den Stängeln zupfen, Stängel und Blätter waschen und klein schneiden, dabei voneinander getrennt halten. Da die Blätter nach dem Kochen fest bleiben, sollten die Streifen sehr schmal sein.

2. Das Kohlrabifleisch schälen und würfeln. Die Zwiebel ebenfalls fein würfeln.

3. Die Nudeln nach Packungsangabe kochen.

4. Die Zwiebel in einer Pfanne mit Kokosöl anbraten, Stängel und Fleisch des Kohlrabi dazugeben und alles dünsten. Etwas später die Kohlrabiblätter zufügen und wenige Minuten weiter dünsten. Mit Salz, Pfeffer und Muskat würzen.

5. Mandelmus und Wasser zum Gemüse geben und kurz aufkochen lassen, mit Zitronensaft abschmecken.

6. Die heißen Nudeln unterrühren, alles auf einen Teller geben und mit gehackten Mandeln bestreuen.

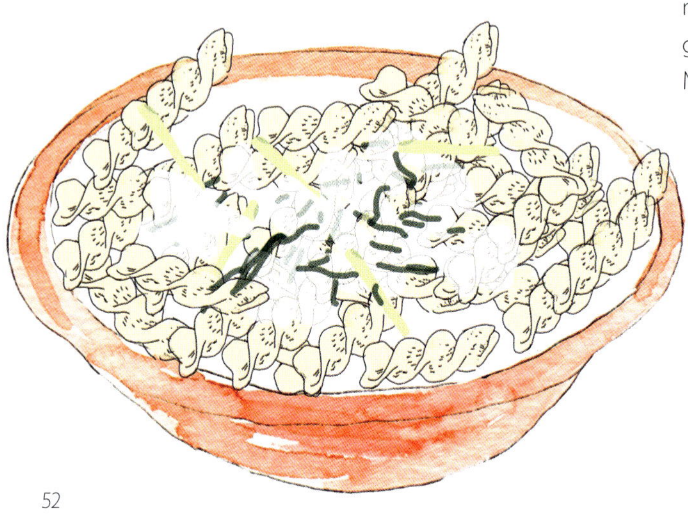

IDEEN FÜR SNACKS

SÜßKARTOFFEL-TOAST MIT ERDNUSSBUTTER

Für 1 Portion:

- 1 Süßkartoffel
- Erdnussbutter
- grobes Meersalz

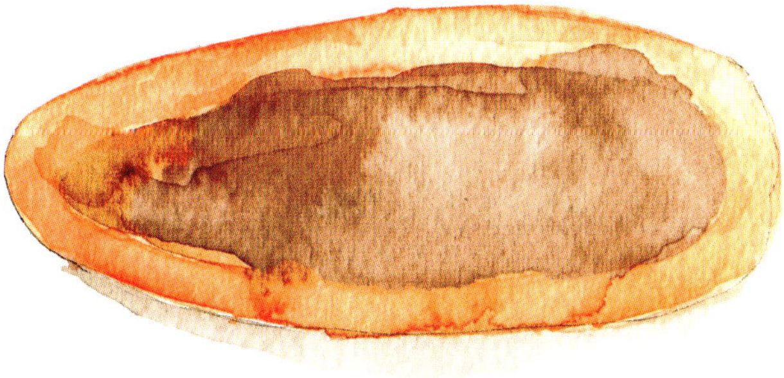

1. Die Süßkartoffel längs in ca. 1 cm dicke Scheiben schneiden und drei bis vier Mal im Toaster toasten: Die Scheiben sollten innen weich und außen fest sein.
2. Die „Toasts" großzügig mit Erdnussbutter bestreichen und salzen.

Sie können auch jedes andere Nussmus als Belag verwenden.

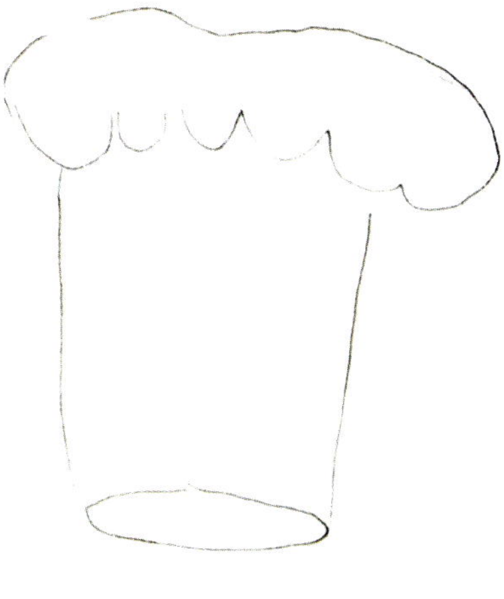

HUMMUS MIT GEMÜSESTICKS

Für 1 Portion:

- 1 Glas Kichererbsen
- 2 EL Olivenöl
- 2 EL Tahini
- 1 EL Zitronensaft
- 1 TL Kreuzkümmel
- ½ Knoblauchzehe
- natürliches Salz

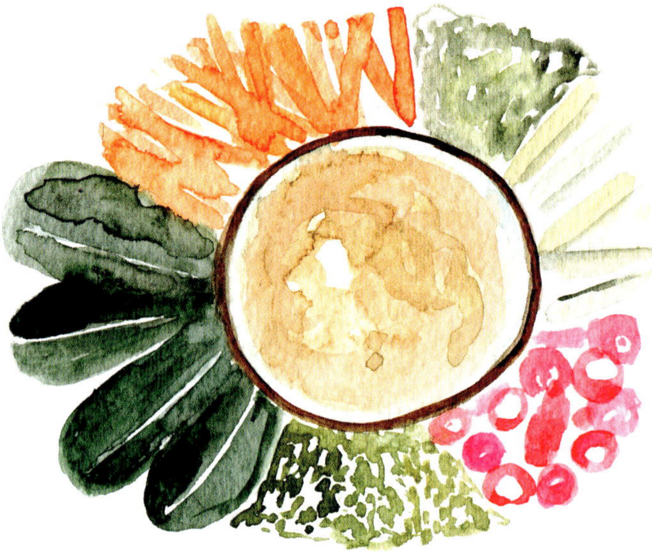

1. Die Kichererbsen abgießen, abspülen und mit Olivenöl, Tahini und Zitronensaft pürieren, bis eine cremige Masse entsteht. Bei Bedarf noch etwas Wasser hinzufügen.

2. Die Knoblauchzehe pressen und die Masse damit und mit den Gewürzen abschmecken. Dazu passen frisch geschnittene Gemüsesticks.

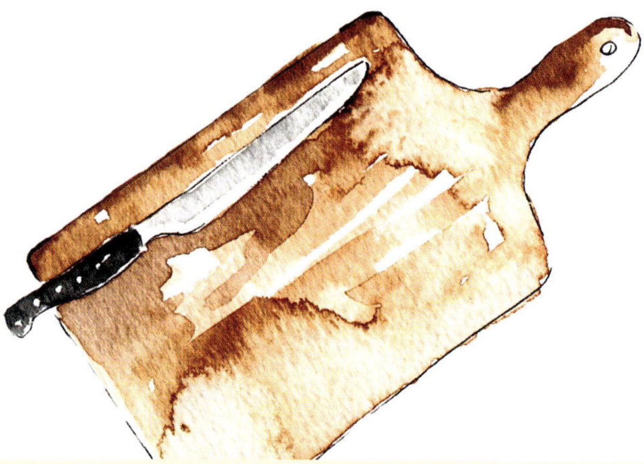

SCHOKO-NÜSSE

Für 1 Portion:

- 10 Erdmandeln
- 10 Cashewkerne
- rohe Kakao-Nibs

1. Die Erdmandelkerne 24–48 Stunden in Salzwasser einweichen. Wenn sie in einem Wasserglas aufbewahrt werden, halten sie danach drei bis vier Tage, sie sollten aber einmal täglich gespült werden.

2. Die Cashewkerne 2–3 Stunden in Salzwasser einlegen.

3. Die Nüsse trocknen und in Kombination mit den etwas herben Kakao-Nibs kauen.

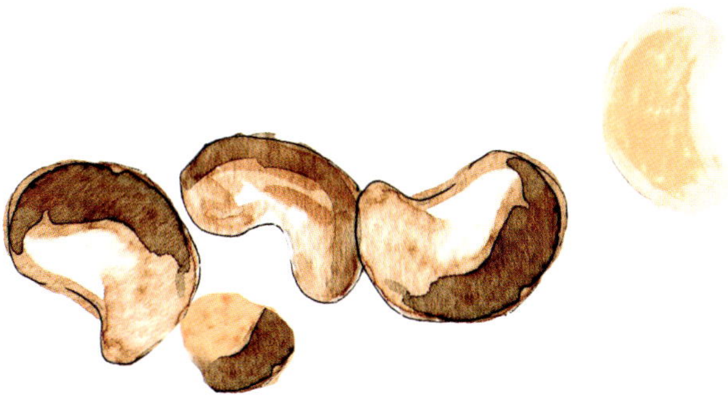

Das Einweichen macht die harte Erdmandel weicher und alle Nüsse sehr viel besser verdaulich – das ist besonders wichtig, wenn man viele Nüsse isst.
Die ballaststoffreichen Erdmandeln schmecken süßlich und ergeben so mit den milden Cashews eine sehr leckere Kombination.

ZUCKERFREI-CHALLENGES

DAS NEUE ZUCKERBEWUSSTSEIN TRAINIEREN & LEBEN

Regelmäßiges Zuckeressen hat viel mit Gewohnheit zu tun: Es gehört einfach dazu, sich regelmäßig den Tag zu versüßen.

Um diese Angewohnheiten zu durchbrechen, bedarf es Disziplin und Zeit. Gewohnheiten sind nämlich wie breite Straßen in unserem Gehirn: leicht zu befahren und oft genutzt. Es ist wie Autofahren oder Zähneputzen, wir denken nicht mehr darüber nach, sondern tun es einfach. Diese Fähigkeit, unser Gehirn sozusagen „auf Automatik zu stellen", ist enorm energiesparend. Gewohnheiten sind also an sich eine nützliche Sache.

Kompliziert wird es erst, wenn man sie ändern möchte, wenn man einen neuen Weg einschlagen möchte und dafür erstmal einen Trampelpfad erschaffen muss. Dafür bedarf es Übung und Aufmerksamkeit. Erfahrungsgemäß dauert es mindestens 30 Tage, um sich eine neue Routine anzutrainieren und die ausgetretenen Pfade zu verlassen.

Auch mit einem neuen Essverhalten ist das so: Wir müssen es häufig wiederholen, um es zu verinnerlichen und zu mögen – zuckerarm oder gar zuckerfrei schmeckt nicht immer fantastisch. Wir müssen uns in Geduld üben, um die positiven Begleiterscheinungen von zuckerfreier Ernährung wahrnehmen und genießen zu können: Der Körper braucht dafür zwar eine Weile, doch das Wohlgefühl wird sich einstellen.

Die beiden folgenden Challenges sollen Ihnen dabei helfen, den Einstieg in die zuckerarme oder zuckerfreie Ernährung zu finden.

DIE EINSTEIGER-CHALLENGE: NUR NOCH DIE HALBE MENGE ZUCKER ESSEN

Nehmen Sie die Herausforderung an und versuchen Sie, in den nächsten Tagen nur die Hälfte des Zuckers zu essen, den Sie üblicherweise konsumieren. Sie können unseren Vorschlägen folgen, aber sicher haben Sie auch selbst Ideen, wo Sie noch Zucker einsparen können.
Anfänglich wird manches wahrscheinlich etwas bitterer oder fader schmecken, aber der Geschmackssinn stellt sich schon nach wenigen Tagen darauf ein. Es ist wirklich überraschend, wie schnell das geht!

Und wenn Sie auch während dieser Challenge Ihr Ernährungstagebuch führen, werden Sie erstaunt sein, wie viel Zucker Sie auf diese recht einfache Weise schon einsparen können.
Viel Erfolg!

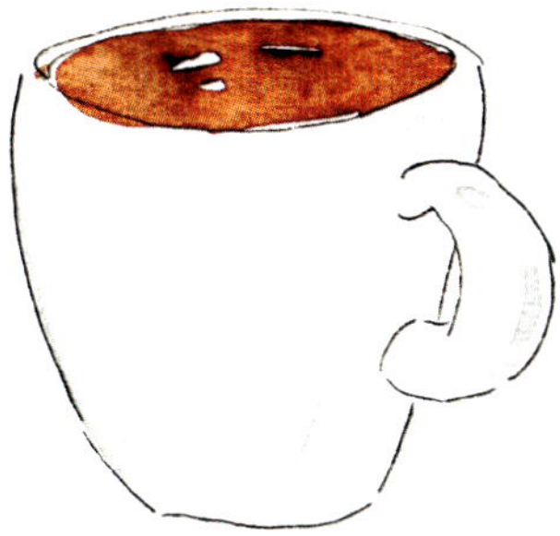

Das Heißgetränk am Morgen. Süßen Sie Ihren Kaffee oder Tee doch einmal nur mit der halben Menge Zucker.

Der fertige Fruchtjoghurt. Ersetzen Sie die Hälfte davon mit Naturjoghurt.

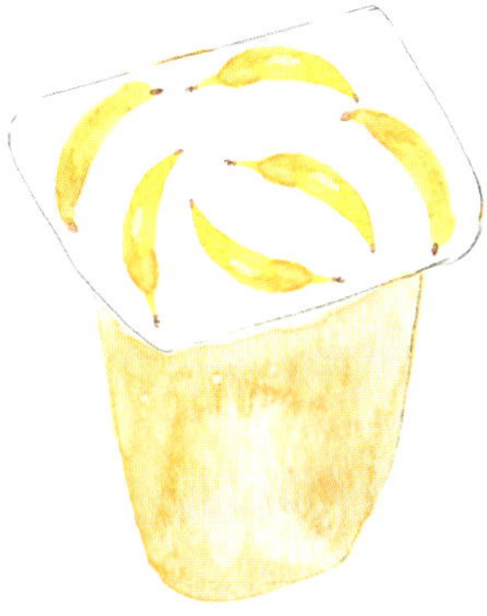

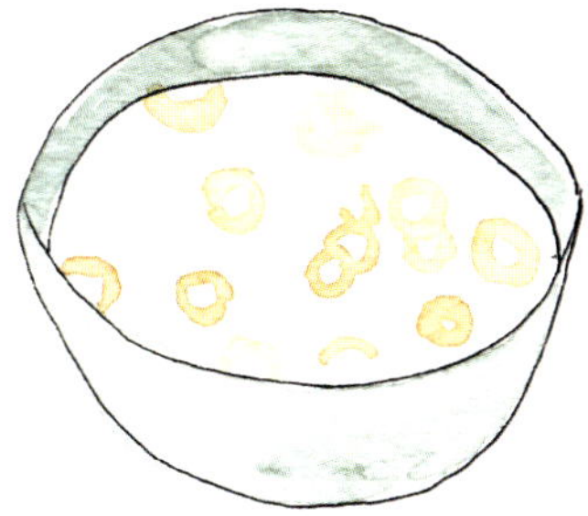

Das Knusper-Müsli zum Frühstück. Nehmen Sie in den nächsten Tagen bewusst nur noch die Hälfte an Müsli und ersetzen Sie die andere Hälfte mit ungesüßten Haferflocken.

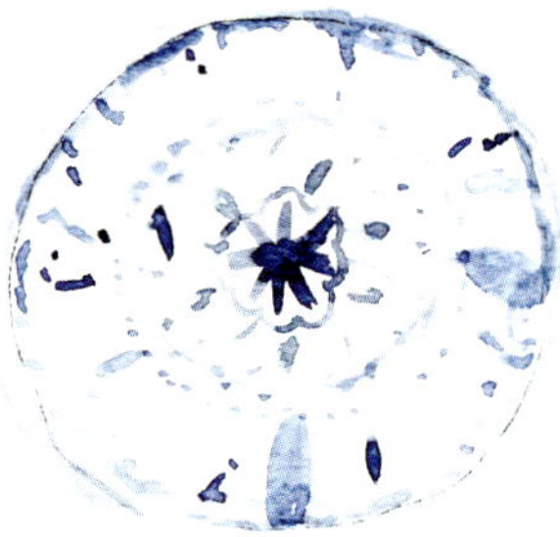

Das Sonntagsbrötchen. Verwenden Sie anstelle von Marmelade doch einmal Bananenscheiben als Belag – oder greifen Sie gleich zu Käse oder Avocado.

Die Getränke. Mit Schorlen anstelle von reinem Saft oder Softdrinks sparen Sie sehr viel Zucker ein. Fortgeschrittene nehmen einfach nur noch Wasser.

Das Dessert. Sind Sie an einen süßen Abschluss gewöhnt, probieren Sie es mal mit einem Stück Obst, Käse oder einem Milchkaffee.

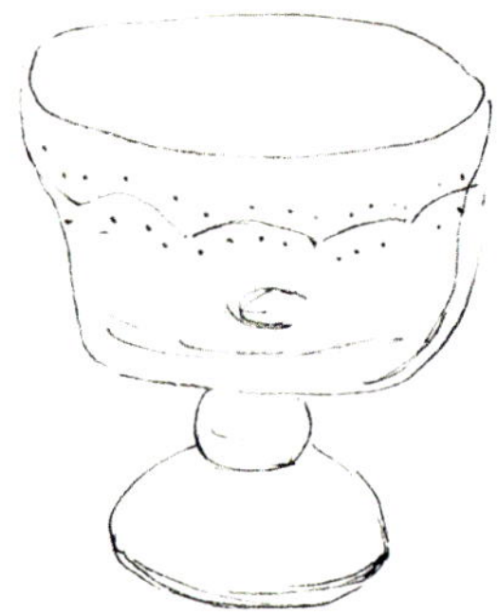

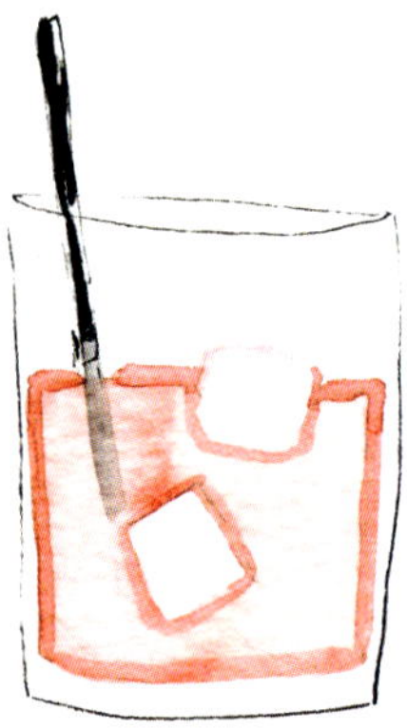

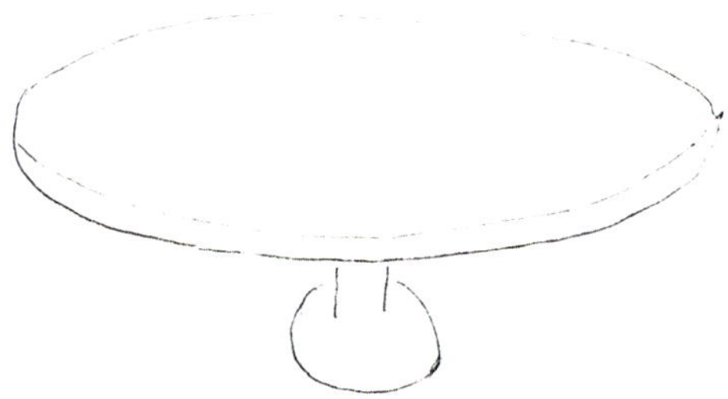

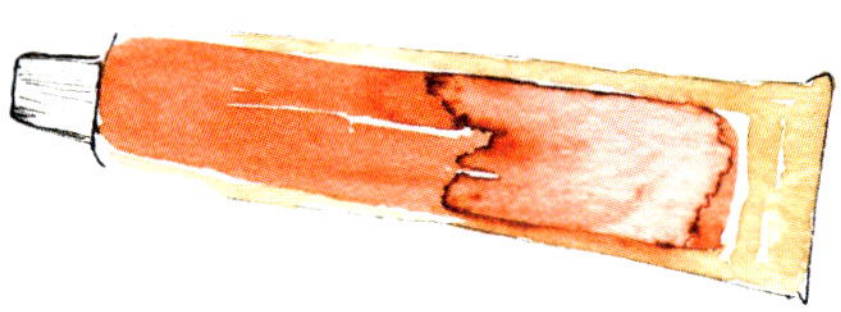

Die Snacks. Jetzt wird es knifflig, aber es ist zu schaffen: Essen Sie nur die Hälfte an Schokolade, Keksen und Kuchen, die Sie normalerweise essen würden. Dabei kann es enorm helfen, wenn Sie langsamer essen und jeden Bissen häufiger kauen. Genießen Sie es!

Das Würzmittel. Tauschen Sie Ketchup gegen Senf.

DIE CHALLENGE FÜR FORTGESCHRITTENE: 30 TAGE ZUCKERFREI!

Jetzt geht's ans Eingemachte: einen Monat ohne Zucker! Klingt schwer, aber mit der richtigen Einstellung und dem Wissen, was einen erwartet, wird es leichter. Ein Versuch lohnt sich auf jeden Fall! Definieren Sie zunächst die Regeln und damit den Schwierigkeitsgrad.

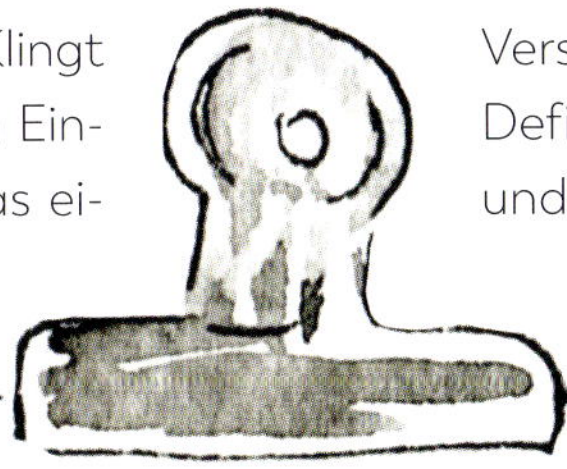

MEINE CHALLENGE-REGELN

Ich konsumiere die nächsten vier Wochen lang

- ☐ keine Produkte, die mehr als 5% Zucker enthalten.
- ☐ keine Produkte, die zugefügten Zucker enthalten.
- ☐ keine Einfach- und Zweifachzucker, keine isolierten Kohlenhydrate (besonders Weißmehlprodukte).
- ☐ überhaupt keine Produkte mit Süß-Geschmack: keine Einfach- und Zweifachzucker, keine isolierten Kohlenhydrate, keine Süßstoffe, Zuckeralkohole oder Stevia, kein Obst, um auch Fruktose komplett auszugrenzen – das ist die Königsklasse!

In 30 Tagen ohne Zucker ersparen Sie Ihrem Körper durchschnittlich 3 Kilogramm Zucker. Stellen Sie sich das einmal bildlich vor: drei handelsübliche Pakete! Sie ahnen schon, dass sich das nur positiv auf Ihre Gesundheit auswirken kann.

Phase 1: Neugier und Euphorie!

Die meisten Menschen haben in den ersten Tagen mit Entzugserscheinungen zu kämpfen, und der Alltag wird interessanter, doch zeitweise auch anstrengender: Man lernt neue Produkte kennen und verändert seine Ernährungsgewohnheiten. Die Begeisterung und der Wille, es schaffen zu wollen, trägt meist sehr gut durch das erste Drittel der Challenge.

Phase 2: Durchhalten!

Jetzt gilt es, besonders aufmerksam zu sein: Wer nachlässt, fällt schnell wie automatisch in seine alten Verhaltensweisen zurück. Das liegt daran, dass die neue Ernährungsweise noch nicht zur Gewohnheit geworden ist und gleichzeitig die anfängliche Euphorie abgenommen hat: Alles wird etwas zäh. Jetzt heißt es durchhalten, um aus dem reduzierten Zuckerkonsum wirklich eine Gewohnheit zu machen. Dabei kann es helfen, dass sich langsam die positiven körperlichen Begleiterscheinungen einstellen und zeigen: Weitermachen lohnt sich!

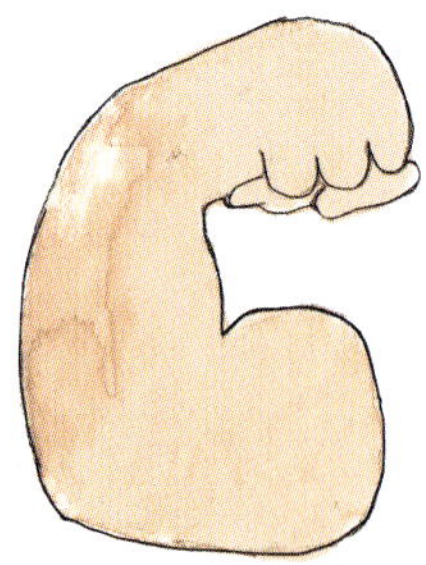

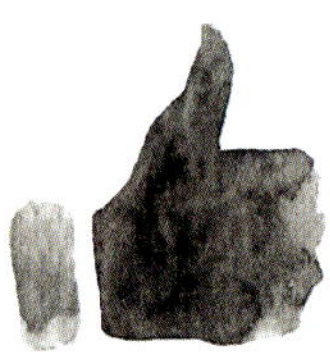

Phase 3: Fast geschafft!

Nach drei bis vier Wochen wird es meist leichter und man muss nicht mehr ständig darüber nachdenken, was man essen kann: Die neue Gewohnheit setzt sich durch, im Gehirn ist ein neuer Trampelpfad entstanden. Es kann passieren, dass jetzt noch einmal wie zu Anfang körperliche Beschwerden auftreten: Jetzt findet der Körper oft die Zeit für eine Entgiftung, die mit Symptomen wie Pickeln, Müdigkeit, Durst, Belag auf der Zunge etc. einhergehen kann. Sehen Sie es positiv: Das ist das Zeichen dafür, dass Sie es fast geschafft haben! Ihr Körper wird jetzt vielleicht zum ersten Mal in Ihrem Leben frei von Zucker sein!

ÜBER DIE AUTORIN

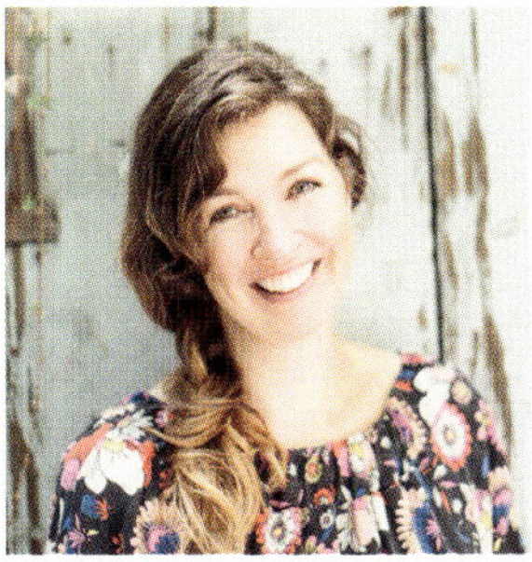

Ilga Pohlmann berichtet auf ihrem Blog **www.endlich-zuckerfrei.de** von ihrem Weg zu einem zuckerunabhängigen Leben und den vielen positiven Effekten, die damit verbunden sind. Sie klärt auf, welche Auswirkungen der Zuckerkonsum auf Körper und Geist hat, wo überall Zuckerfallen lauern und welche leckeren Alternativen es gibt. All ihre kreativen Rezeptideen entwickelt sie mit dem Ziel, etwas Leckeres und Nahrhaftes zu kreieren, das zufrieden, satt und gesund macht und zudem dabei unterstützt, weniger Zuckerhunger zu verspüren.

ÜBER DIE ILLUSTRATORIN

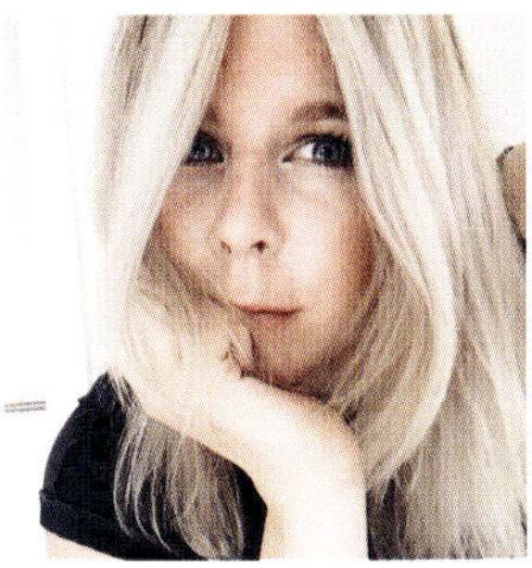

Isabelle Vandeplassche liebt es, Tiere, Pflanzen und Menschen zu illustrieren. All ihre Illustrationen sind handgefertigte Aquarelle, inspiriert von der Natur und ihren Reisen. In Belgien aufgewachsen, lebt sie heute in der Nähe von Dortmund und bietet in ihrem Etsy-Shop **belliesartboutique** ihre Illustrationen zum Kauf an. Einen Blick in ihre tägliche Arbeit kann man auf Instagram werfen: *@belliesartboutique*.

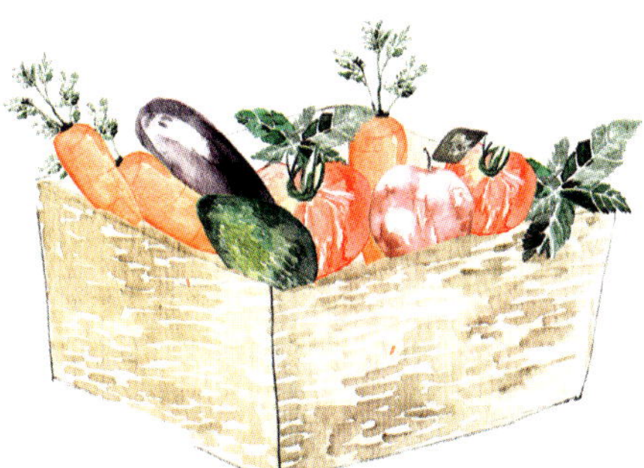

Buchempfehlungen für Sie

DIE NEUE REIHE: WISSENSWERT – WERTVOLL – VOLL IM TREND

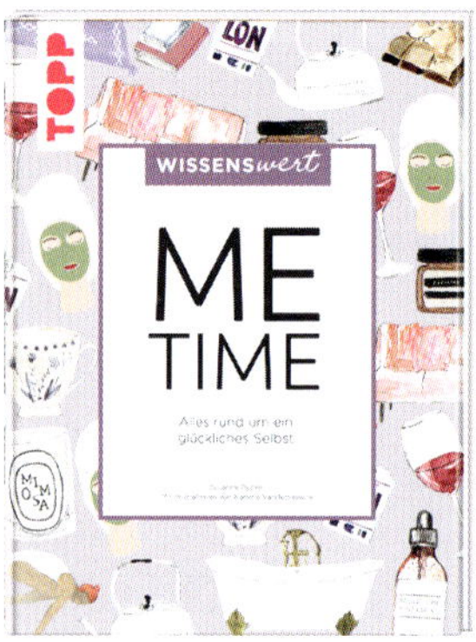

ISBN 978-3-7724-7485-9

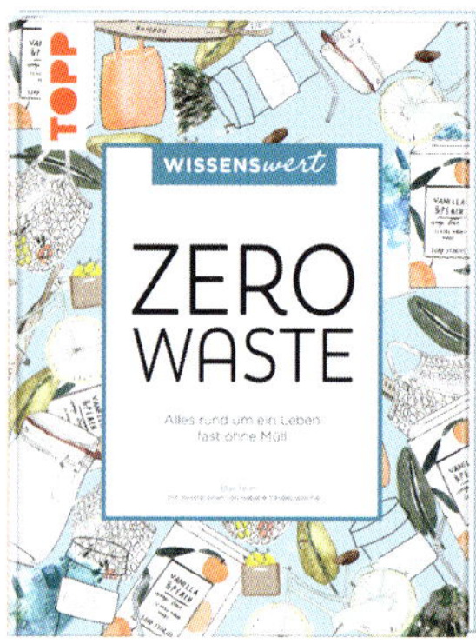

ISBN 978-3-7724-7486-6

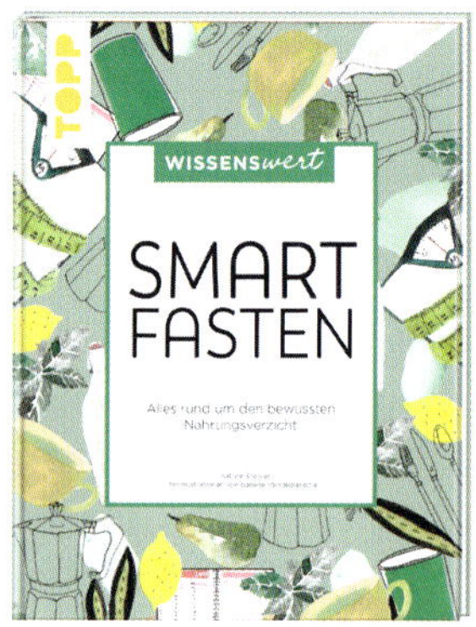

ISBN 978-3-7724-7484-2

Kreativ-Bücher finden Sie auf www.TOPP-kreativ.de

IMPRESSUM

TEXTE: Ilga Pohlmann
ILLUSTRATIONEN: Isabelle Vandeplassche (belliesartboutique)
PRODUKTMANAGEMENT: Stephanie Iber und Janina Vogel
LEKTORAT: Stephanie Iber
LAYOUT: Eva Grimme, Tatjana Ströber
HERSTELLUNG UND SATZ: Tatjana Ströber
DRUCK UND BINDUNG: PNB Print Ltd, Lettland

1. Auflage 2019

ISBN 978-3-7724-7487-3 • Best.-Nr. 7487